W0175844

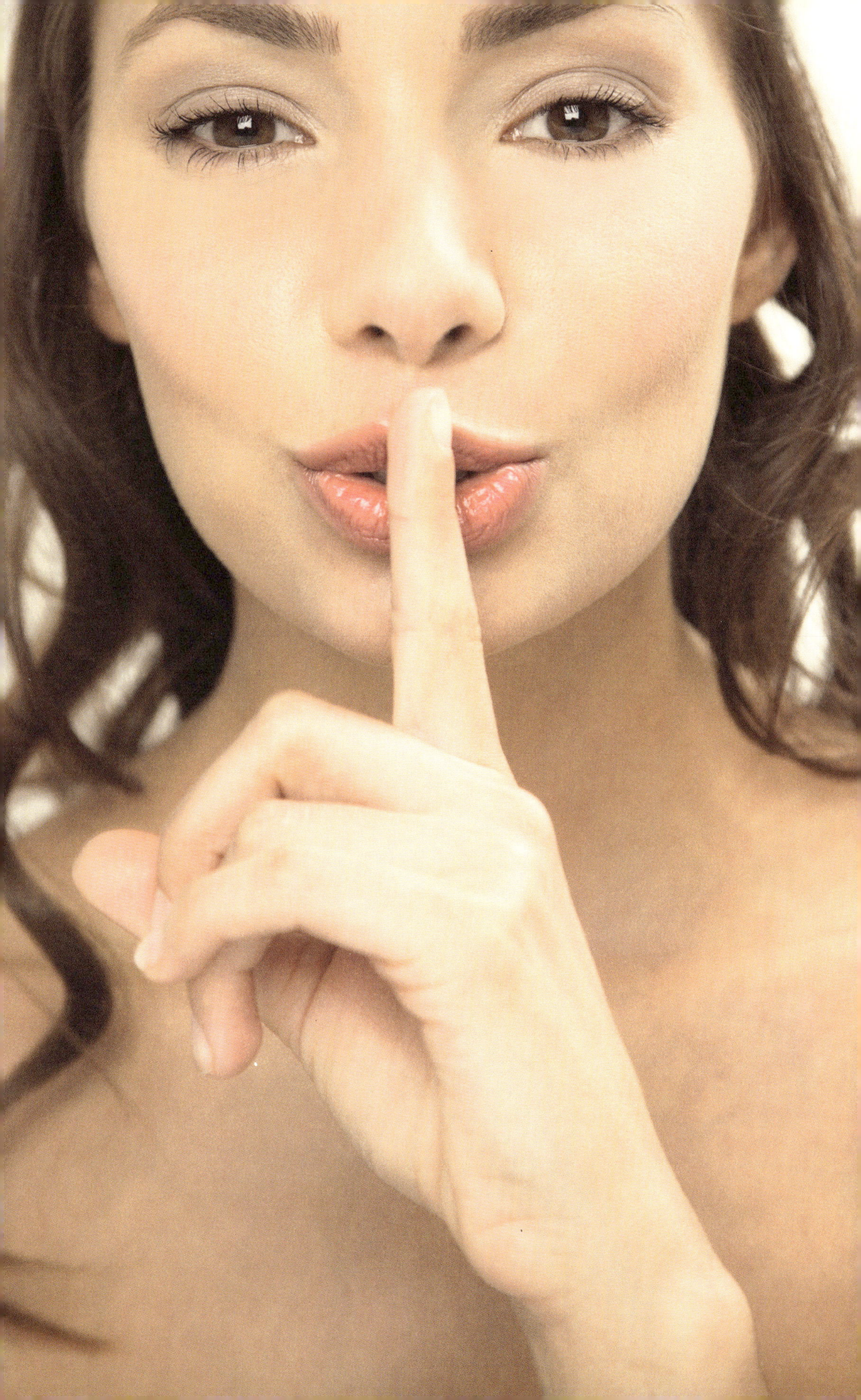

NICOLE BAILEY

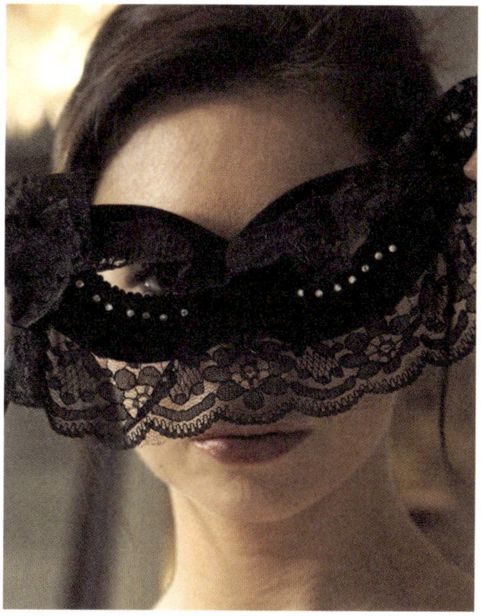

Heiße Sexgeheimnisse

WAS SIE WIRKLICH ANMACHT

südwest

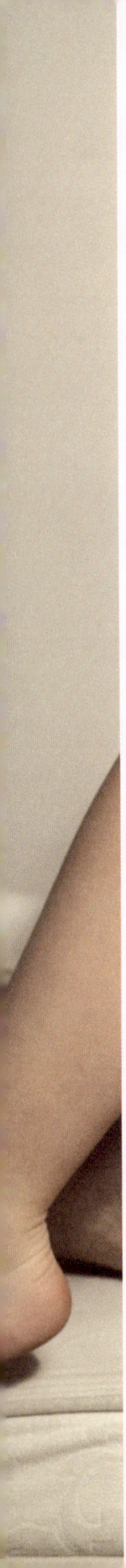

ISBN 978-3-517-08695-8

© der deutschen Erstausgabe 2011 by Südwest Verlag, einem Unternehmen der Verlagsgruppe Random House GmbH, 81673 München
© der englischen Originalausgabe: Copyright © 2010 Duncan Baird Pubishers Ltd.
Text Copyright © Nicole Bailey 2010
Dieses Buch wurde 2011 erstmals in Großbritannien unter dem Titel Sex Secrets bei Duncan Baird Publishers veröffentlicht.

Die Verwertung der Texte und Bilder, auch auszugsweise, ist ohne Zustimmung des Verlags urheberrechtswidrig und strafbar. Dies gilt auch für Vervielfältigungen, Übersetzungen, Mikroverfilmung und für die Verarbeitung mit elektronischen Systemen.

Fotos: © Duncan Baird Publisher
Umschlaggestaltung: R.M.E. Eschlbeck/Kreuzer/Botzenhardt
Titelbild: © Corbis, Düsseldorf/Edvard March
Übersetzung: Inge Uffelmann
Gesamtproducing: berliner buch.macher

Printed in Singapore
Papier aus sustainable sources

817 2635 4453 6271

Hinweis
Sex im Freien, an frei zugänglichen Orten, ist in vielen Ländern verboten. Wer gegen Gesetze verstoßen will, sollte sich vorher über die möglichen Folgen informieren (die in manchen Ländern sehr ernst sein können) und die Risiken gründlich abwägen. Die Informationen in diesem Buch sind von Autorin und Verlag sorgfältig erwogen und geprüft, dennoch kann eine Garantie nicht übernommen werden. Eine Haftung der Autorin bzw. des Verlags und seiner Beauftragten für Personen-, Sach- und Vermögensschäden ist ausgeschlossen. Wenn Sie gesundheitliche oder andere Probleme haben, sollten Sie einen Arzt konsultieren, bevor Sie eine der in diesem Buch empfohlenen Praktiken anwenden. Benutzen Sie kein Massageöl, wenn Sie ein Kondom tragen; denn das Öl kann Latex beschädigen.

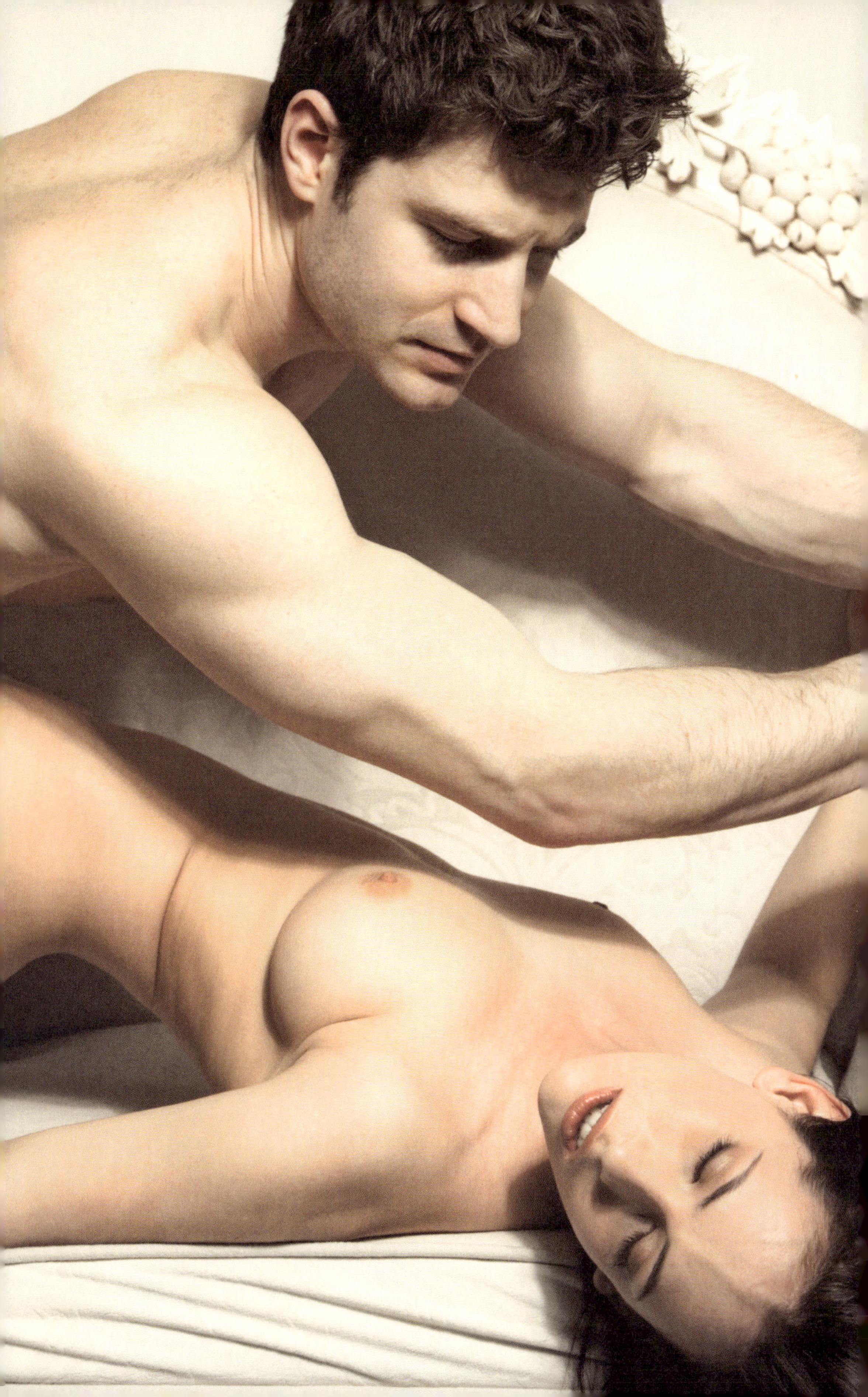

Inhalt

3 Orgasmus 79

4 Abenteuer 119

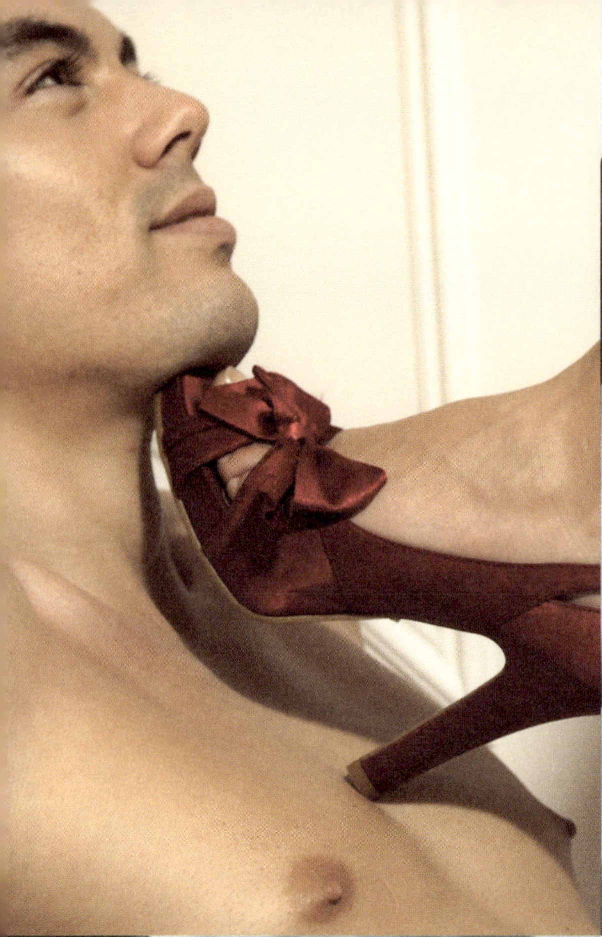
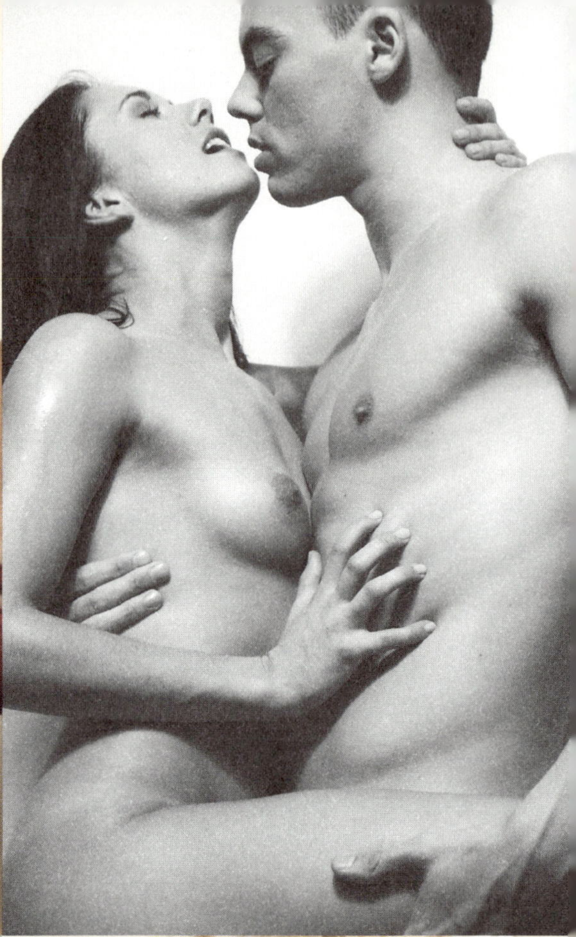
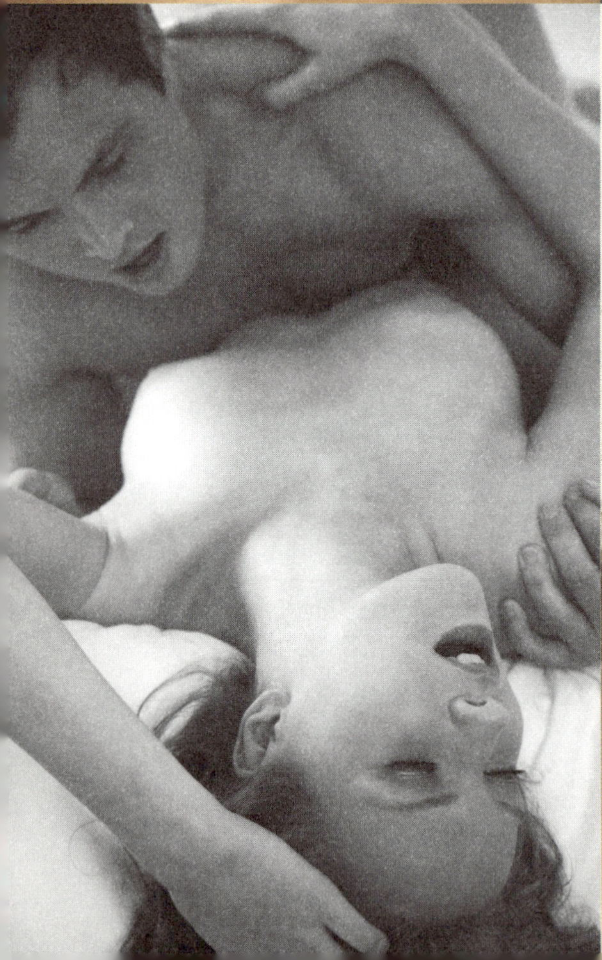
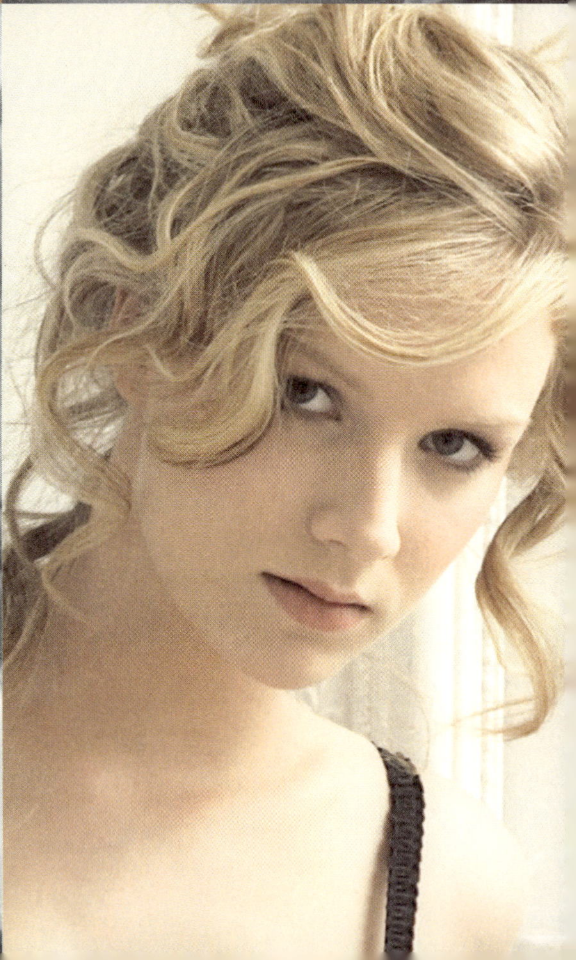

Einleitung

Wenn ich mich mit meinen Freundinnen treffe, dreht sich unsere Unterhaltung meist irgendwann um Sex. Wir tauschen alte oder neue Erfahrungen aus und erzählen von unseren Fantasien. Ich mag diese Unterhaltungen sehr. Sie machen nicht nur Spaß, sie wirken auch befreiend und sind informativ – wie viel habe ich durch sie schon gelernt. Sie waren auch einer der Auslöser für dieses Buch über Sexgeheimnisse. Ich wollte Ihnen meine eigenen Erfahrungen – und die anderer Frauen – mitteilen. So entstand ein Sextrip, der auf ganz persönlichen Erfahrungen beruht.

SEIEN SIE EINE FRECHE VERFÜHRERIN

Im ersten Abschnitt dreht sich alles um Verführung. Hier finden Sie Tipps zum Flirt, zum obszönen Liebesgeflüster und wie man sich effektvoll auszieht, aber auch Ratschläge, wie Sie Ihr sexuelles Selbstbewusstsein stärken. Viele Frauen warten darauf, dass die Männer den ersten Schritt tun. Eine Freundin berichtete mir, dass sie sich immer sehr passiv verhielt. Dann freundete sie sich mit einem Mann an, der so in der Arbeit aufging, dass ihm kaum Zeit für Zärtlichkeiten blieb, von Sex ganz zu schweigen. Sie erkannte, dass sie etwas tun musste, um ihn vom Schreibtisch loszueisen. Sie rückte sich selbst mehr in den Mittelpunkt, machte sich attraktiv und entdeckte zu ihrer Überraschung, dass es ihr Spaß machte. Das ist auch meine Erfahrung: Als Verführerin fühle ich mich nicht nur sexy, sondern auch stark. Und Männer haben mir gestanden, dass sie sexuell selbstbewusste Frauen mögen, denn sie können dann deutlich entspannter sein.

Ich hoffe, Sie entdecken und mögen die Verführerin in sich. Manchmal kann Verführung sehr subtil sein: ein verstohlener Blick, eine flüchtige Berührung, eine Geste während einer Unterhaltung. Ein andermal ist sie spektakulär, etwa, wenn Sie ihn ins Schlafzimmer locken und dort einen Striptease machen. Es mag den Anschein haben, solche Verführungen seien nur zu seinem Vergnügen, tatsächlich aber werden Sie sie genauso aufregend finden wie er.

GENIESSEN SIE EIN DELIKATES VORSPIEL

Im zweiten Abschnitt geht es ums Vorspiel. Manchen Menschen gilt es als der »langweilige Teil«, ehe es zur Sache geht. Hier widerspreche ich. Für mich ist das Vorspiel ein ganz besonderer Spaß, der große Vielfalt bietet. Die Möglichkeiten reichen von einer sinnlichen Massage bis zu heißem Oralsex. Frauen berichten mir immer wieder, wie wichtig ihnen eine gute Stimulation ist. Im Vorspiel können Sie den Partner dazu anleiten, Sie so zu berühren, wie Sie es mögen (und Sie erfahren hier auch Geheimnisse über innere Hotspots, von denen Sie vielleicht noch gar nicht wussten, dass Sie sie haben). Ob Sie eine Stunde mit sinnlichem Streicheln zubringen oder fünf Minuten mit Oralsex, in jedem Fall soll das Vorspiel dazu dienen, dass sie darauf brennen, Sex zu haben.

ERLEBEN SIE EXPLOSIVE ORGASMEN

Im dritten Abschnitt geht es um den Höhepunkt, letztlich darum, wie man ihn erreicht und wie man ihn intensiviert. Es ist bekannt, dass Männer und Frauen den Orgasmus unterschiedlich erleben und ihn unterschiedlich schnell erreichen. Mein Partner beispielsweise kam beim normalen Verkehr immer sehr schnell; ich hingegen nicht. Ich suchte also nach Techniken, die sowohl mein als auch sein Vergnügen vergrößerten. Durch Gespräche mit anderen Frauen und eigenes Experimentieren entdeckte ich erregende Möglichkeiten, die Lust meines Partners zu dämpfen und zugleich meine eigene zu erhöhen. Im Lauf der Zeit lernte ich, wie mein Körper reagiert und welche Arten von Orgasmen möglich sind (es gibt nämlich verschiedene!). Alle hierher gehörenden Geheimnisse – darunter auch ganz persönliche Bekenntnisse – habe ich in den vierten Abschnitt gepackt.

SEX ALS ABENTEUER

Ich bin im Bett gern verspielt und wagemutig und hatte einige meiner besten Erlebnisse, als ich zu experimentieren wagte. Der ganze vierte Abschnitt widmet sich der Eroberung von sexuellem Neuland, darunter gewagte Sexspiele und freche Aktivitäten (etwa, sich beim Liebesspiel zu filmen), die ich selbst mag oder von denen andere Frauen mir erzählten. Sollten Sie dabei einen »Das-geht-mir-zu-weit«-Moment erleben, dann werden die geheimen Bekenntnisse und Anekdoten des Buchs Sie hoffentlich animieren, diese Grenze zu überschreiten. Ich kann Ihnen versichern: Es lohnt sich!

Dieses Buch zu schreiben war ein großes Vergnügen, denn ich konnte all meine sexuellen Erlebnisse Revue passieren lassen und mit anderen Menschen über ihre Erlebnisse sprechen. Ich wünsche Ihnen und Ihrem Partner ein ebensolches Vergnügen beim Ausprobieren der hier präsentierten Anregungen.

Nicole Bailey

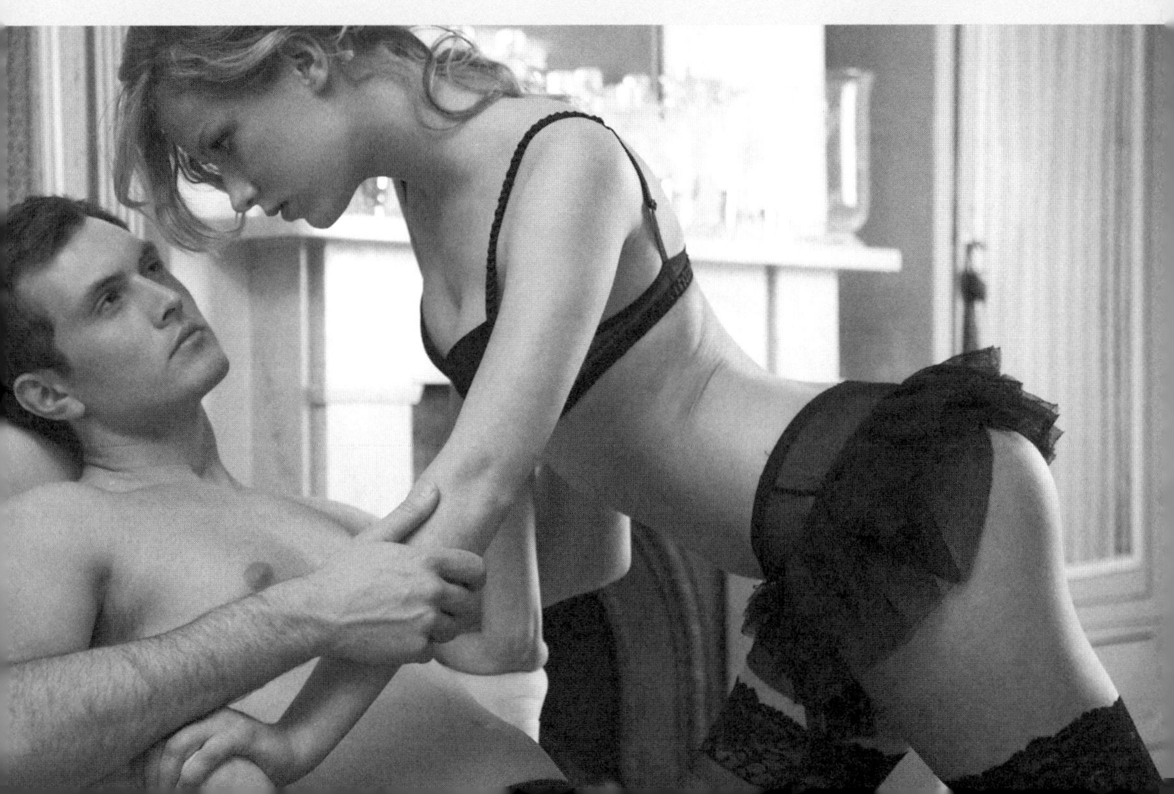

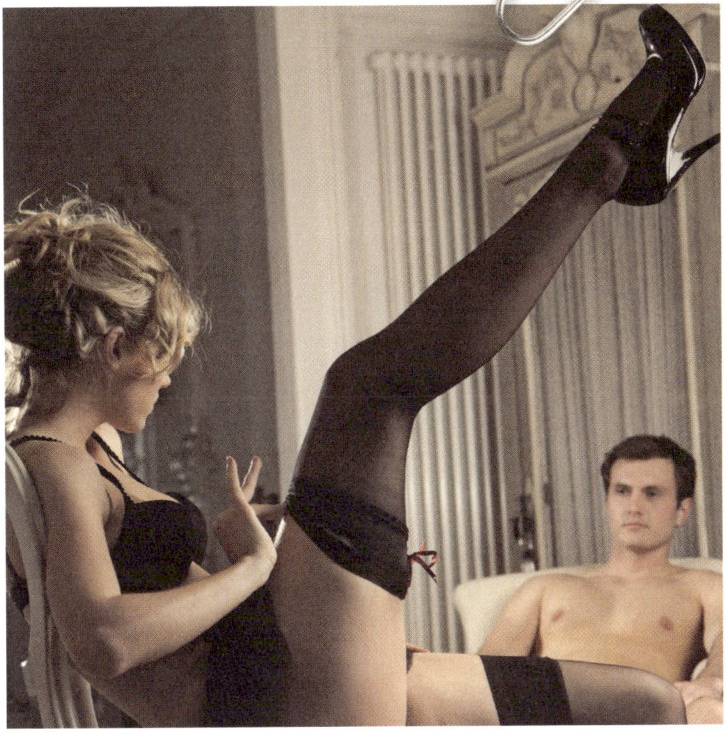

1 Verführung

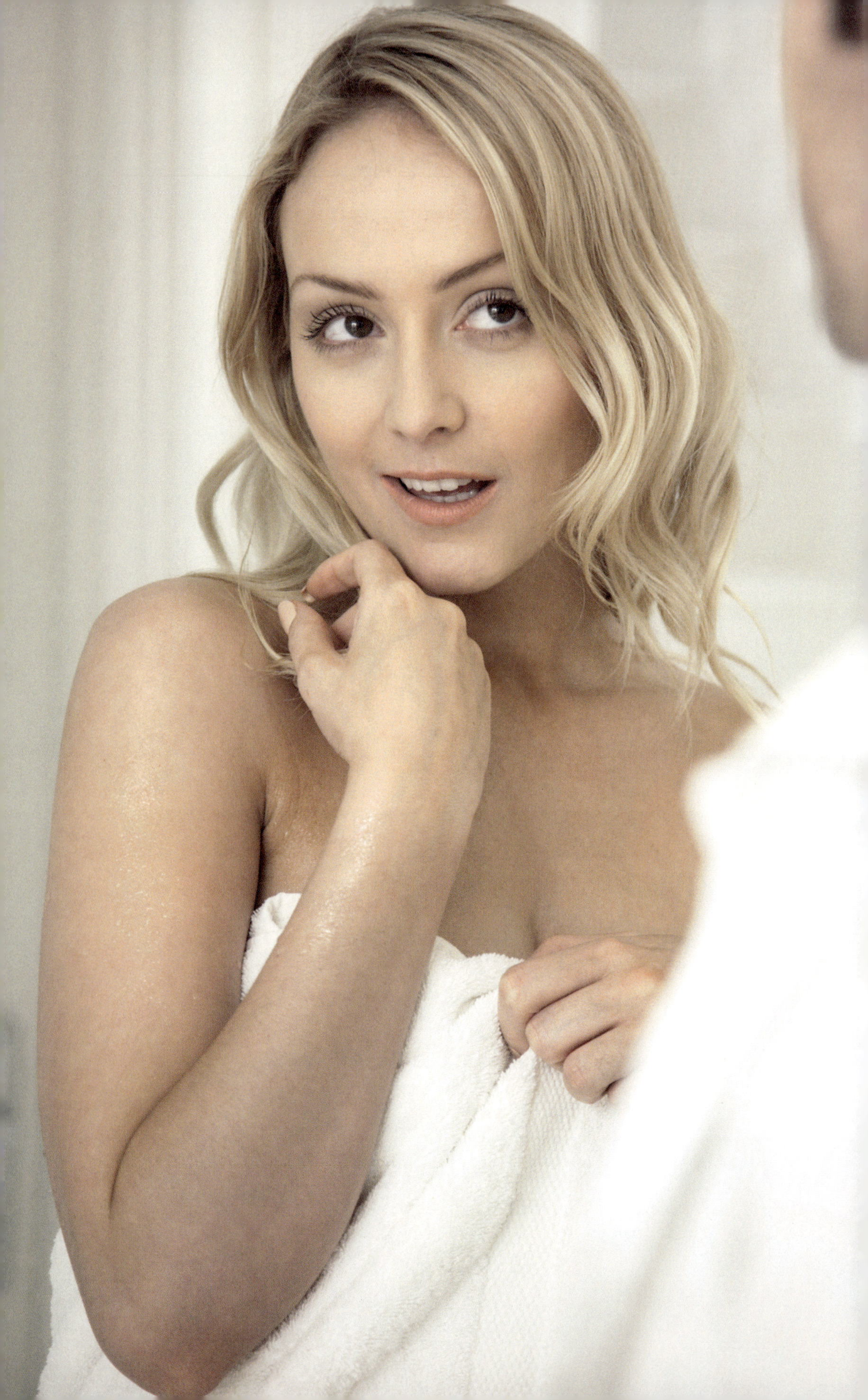

DIE STIMMUNG ANHEIZEN

Die Nächte, in denen ich mich meinem Liebsten gegenüber erst zurückhaltend gab und nur langsam eine erotische Stimmung aufbaute, waren die vergnüglichsten. Stellen Sie sich vor, Ihr Liebster ist auf dem Weg zu Ihnen und Sie schwelgen schon in dem Gedanken an seinen heißen Kuss. So verlockend es auch sein mag, sich ihm in die Arme zu werfen, sobald er zur Tür hereinkommt – tun Sie es nicht!

Nehmen Sie vielmehr eine heiße Dusche und empfangen Sie ihn, nur in ein Badehandtuch gewickelt, mit noch feucht glänzender Haut. Bitten Sie ihn, die kalt gestellte Flasche Wein zu entkorken, küssen Sie ihn flüchtig auf die Lippen und lassen Sie ihn dann minutenlang schmoren, während Sie sich im Nebenraum in provozierende Dessous kleiden. Auch wenn Sie den Wein trinken, halten Sie ihn weiterhin auf Abstand, werfen ihm aber verführerische Blicke zu. Flirten Sie, blicken Sie ihm tief in die Augen – lassen Sie ihm dabei aber die Illusion, er habe die Kontrolle, alles gehe von ihm aus.

Wenn er Sie schließlich berührt, reagieren Sie verhalten zurückweichend, nehmen Sie nach jedem Kuss den Kopf weit zurück. Behandeln Sie ihn wie ein Gourmetessen, das Sie Bissen um Bissen genießen. Wenn er versucht, das Warten abzukürzen, geben Sie ihm Zeit zum Abkühlen, indem Sie im Badezimmer verschwinden. Zögern Sie die Erwartung so lang wie möglich hinaus.

Diese Form der Verführung ist offensichtlich inszeniert, doch das macht nichts. Dass Sie bei diesem Vorspiel der Verzögerung die aktive Rolle spielen, heizt seine und Ihre Stimmung an. Sie profitieren beide.

WAGEN SIE DAS ABENTEUER

Überraschungen wirken verführerisch und Sex bietet beste Möglichkeiten, kreativ zu sein. Statt der immer selben Routine mit hohen Hacken, Seidenschlüpfer und Satinbettwäsche versuchen Sie es mal mit Rollenspiel, lesen Sie sich aus erotischer Literatur vor oder machen Sie Liebe an einem ungewöhnlichen Ort.

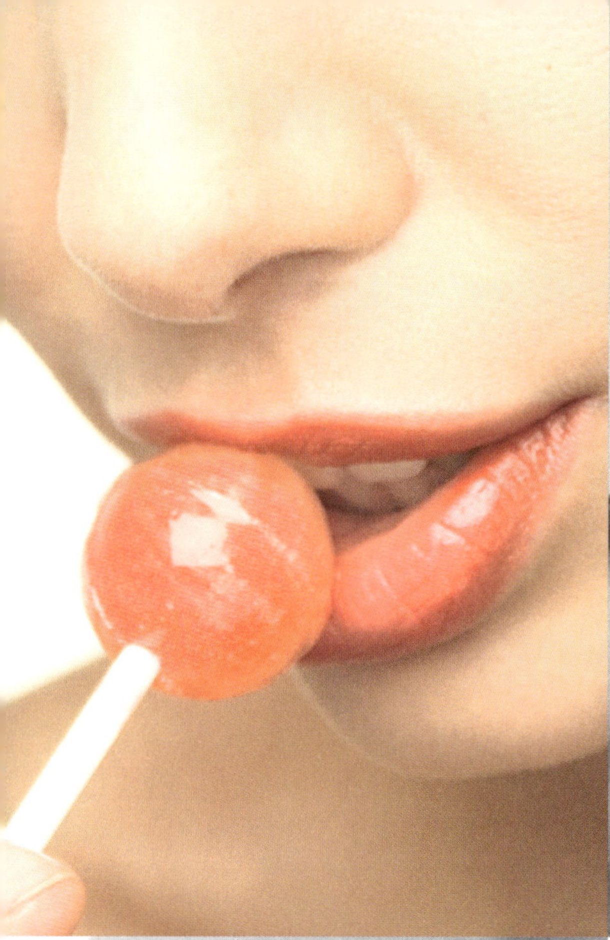
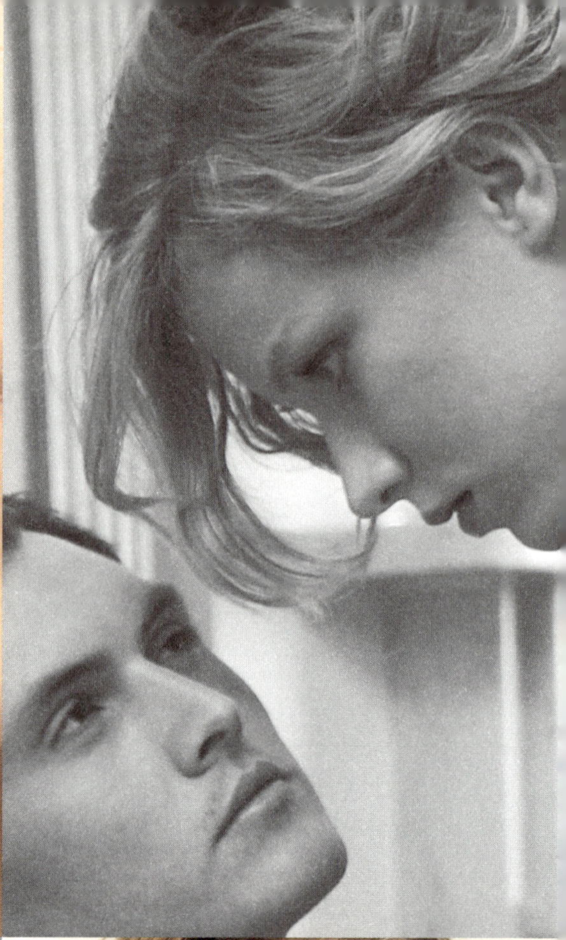
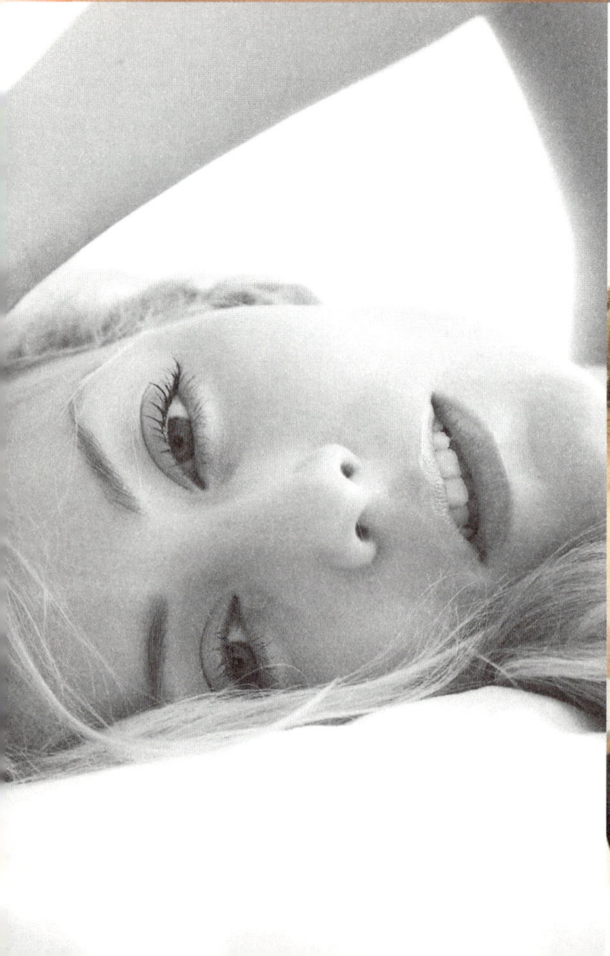
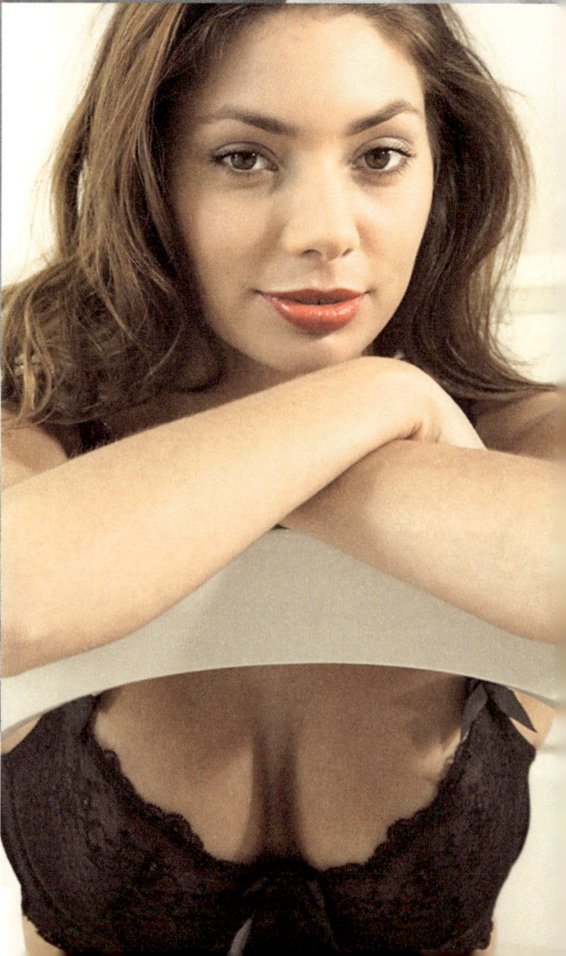

GEHEIMNISSE …
des Flirtens

- **MACHEN SIE'S ÖFFENTLICH** Flirten Sie vor den Augen seiner Freunde hemmungslos mit Ihrem Partner. Männer finden es sehr schmeichelhaft, wenn ihre Freunde sehen, dass ihre Liebste nur Augen für ihn hat.

- **SCHAUEN SIE IHM TIEF IN DIE AUGEN** … lang und fest. Sagen Sie nichts. Selbst wenn Sie sich in- und auswendig kennen, ist langer Blickkontakt verwirrend und aufregend. Blicken Sie auf seine Lippen (ich stelle mir dabei vor, wie ich ihn leidenschaftlich küsse), dann wieder in seine Augen – lassen Sie ihn Ihr Verlangen sehen.

- **SEIEN SIE AUFREIZEND** Machen Sie symbolische Gesten, etwa mit den Lippen, wenn Sie ein Getränk mit dem Strohhalm trinken. Lecken Sie sich über die Lippen oder fahren Sie sich mit den Fingern durchs Haar.

- **SPIEGELSPIEL** Tun Sie, was er tut. Nimmt er einen Schluck, tun Sie's auch, verändert er seine Position, gleichen Sie sich ihm an. Es schmeichelt ihm, dass Sie so in Einklang mit ihm sind. Doch lassen Sie ihn nichts merken, seien Sie sein Spiegel, ohne ihn zu imitieren.

- **MACHEN SIE IHM KOMPLIMENTE** Schauen Sie ihm in die Augen und sagen Sie ihm, wie intelligent, sexy oder liebenswert er ist.

- **NECKEN SIE IHN** Halten Sie ihn spielerisch hin. Er meint dann, er müsse Sie verführen, erobern, umgarnen. Schlägt er vor, ins Bett zu gehen, fragen Sie ihn schnippisch, was er Ihnen denn bieten kann. Ich versuche immer, seinen Zweifel ein wenig am Kochen zu halten.

VERFÜHRUNG

Wie Sie besonders sexy werden? Denken Sie mehr an Sex. Ich habe entdeckt, dass mir mein Partner umso mehr sexuelle Aufmerksamkeit widmet, je mehr ich an Sex denke. Ich bin dadurch häufiger in Stimmung und animiere ihn, und wenn er in Stimmung ist, bin ich schon angetörnt. Ganz allgemein wirke ich anziehender auf Männer.

SEXY DENKEN

Machen Sie Sex zu Ihrem neuen Hobby: Denken Sie daran, planen Sie, lesen Sie darüber. Hier ein paar nachahmenswerte Tipps:

- Planen Sie ein »Sex-Date« mit Ihrem Partner und ergehen Sie sich in erotischen Erwartungen. Malen Sie sich aus, welche Verführungskünste Sie anwenden, welche Stellungen Sie ausprobieren werden. Beziehen Sie das Bett frisch mit parfümierten Laken. Stellen Sie Kerzen und duftende Blumen in den Raum.
- Erinnern Sie sich in einem arbeitsfreien Moment an eine Liebesnacht oder hängen Sie Ihren Fantasien nach. Ich denke oft an einen Urlaub in Griechenland (vor allem an eine heiße Nacht auf einer Dachterrasse). Teilen Sie Ihre Gedanken mit Ihrem Liebsten am Telefon, per Brief oder E-Mail. Mein Liebster mag es, wenn ich ihm schreibe: »Hey, weißt du noch als ...«
- Legen Sie erotische Lektüre neben Ihr Bett (eventuell versteckt in einer Schublade) und lesen Sie darin. Vielleicht animiert es Sie zu einer eigenen erotischen Geschichte oder einem Gedicht.
- Sprechen Sie mit Ihren Freundinnen über Sex. Fragen Sie, ob sie schon einmal eine bestimmte Technik/Stellung oder ein Sexspielzeug probiert haben.

MACHEN SIE IHR LEBEN SINNLICHER

Wenn ich sexy denke, werde ich sinnlicher. Ich parfümiere mich, verwöhne meinen Partner mit Massage, bereite Leckerbissen, die man im Bett essen kann – am liebsten Schokokuchen mit Sahne.

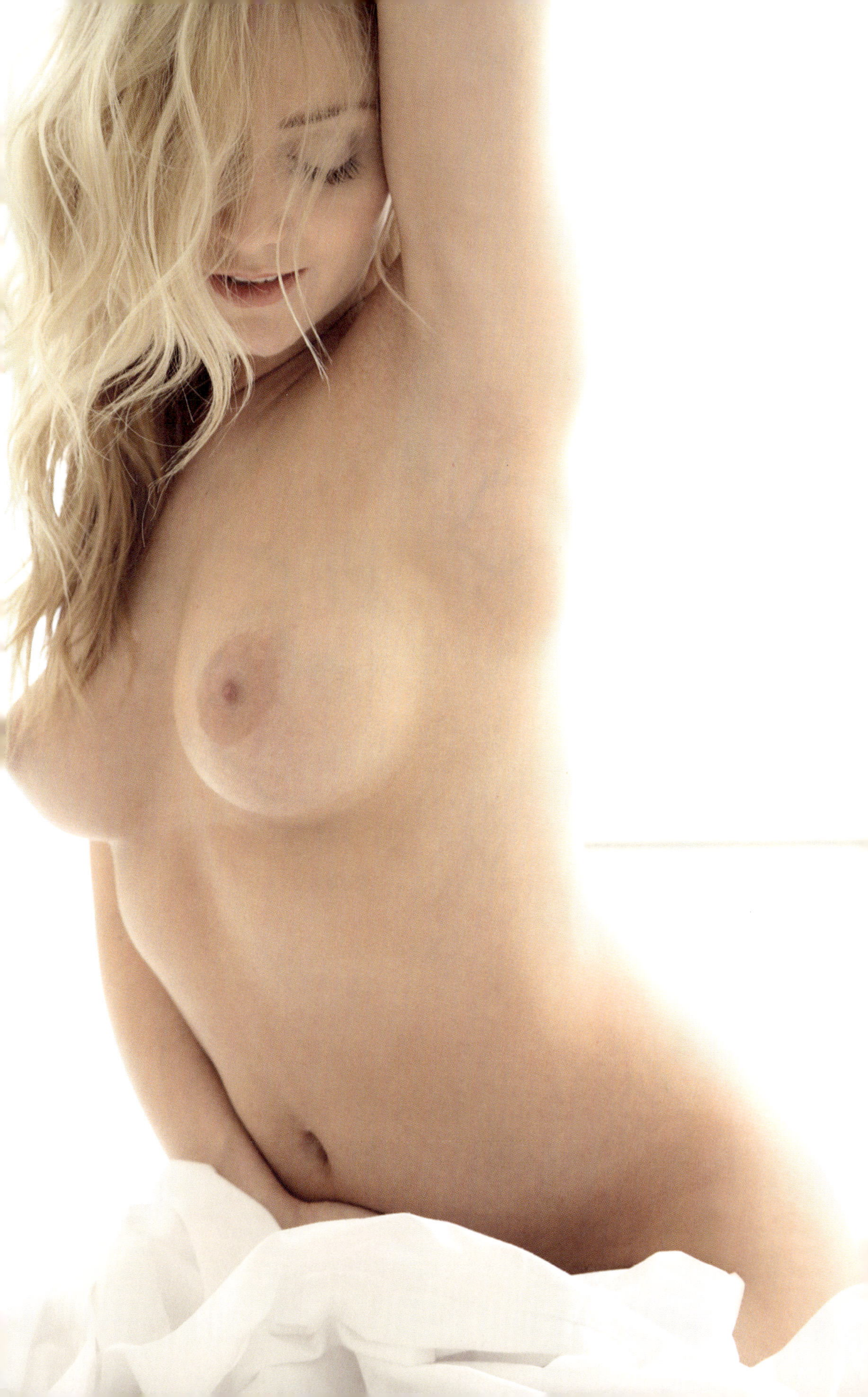

GEHEIME BEKENNTNISSE

Verführung im Freien

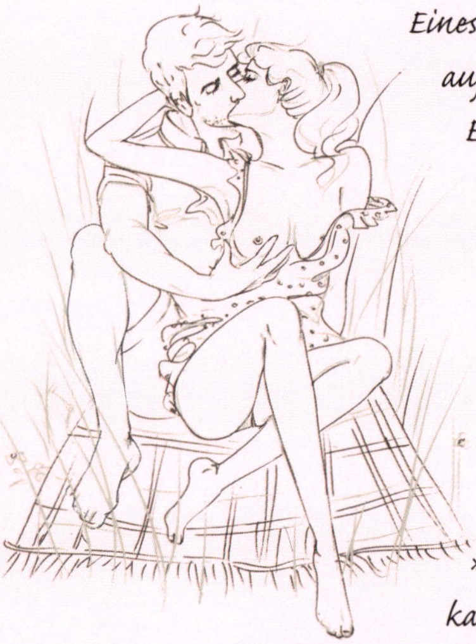

Eines Tages lud mich mein Liebster zu einem Picknick auf dem Land ein. Statt Sandwichs packte er Honig, Erdbeeren, Sahne und Champagner in den Korb. Ich wusste, was passieren würde, als er Honig auf mich träufelte. Mein persönliches Highlight aber war es, nackt im Gras zu liegen, das meine Haut kitzelte, und die Sonne auf mir zu spüren. Ich finde Sex in der freien Natur großartig – und wie ich herausfand, bin ich damit nicht allein.

»Ich machte Wanderferien mit meinem Freund. Wir kamen an einem einsamen Strand vorbei, der unterhalb einer schützenden Klippe lag. Meilenweit war außer uns kein Mensch. Mein Freund ist ein begabter Hobbyfotograf und schlug vor, ein paar Nacktfotos von mir zu machen. Es war sehr sinnlich, nackt im Sand zu liegen und auf einem Felsen zu posieren. Es törnte uns so an, dass wir wilden Sex im Meer hatten.«

»Wälder sind mein Lieblingsort. Mit meinem ersten Freund hatte ich heimlich Sex in einer versteckten Lichtung. Die Möglichkeit, entdeckt zu werden, macht mich irre an. Und stehend an einen Baum gelehnt von ihm genommen zu werden, ist sehr aufregend.«

»Wir machten eine Klettertour in den Bergen. Als wir den Gipfel erreichten, überkam uns unbändige Lust. Stehend machten wir Liebe hinter einem Felsen. Es war unbequem, aber das machte nichts – ich hatte einen meiner besten Höhepunkte! Sex mit überwältigender Aussicht ist phänomenal.«

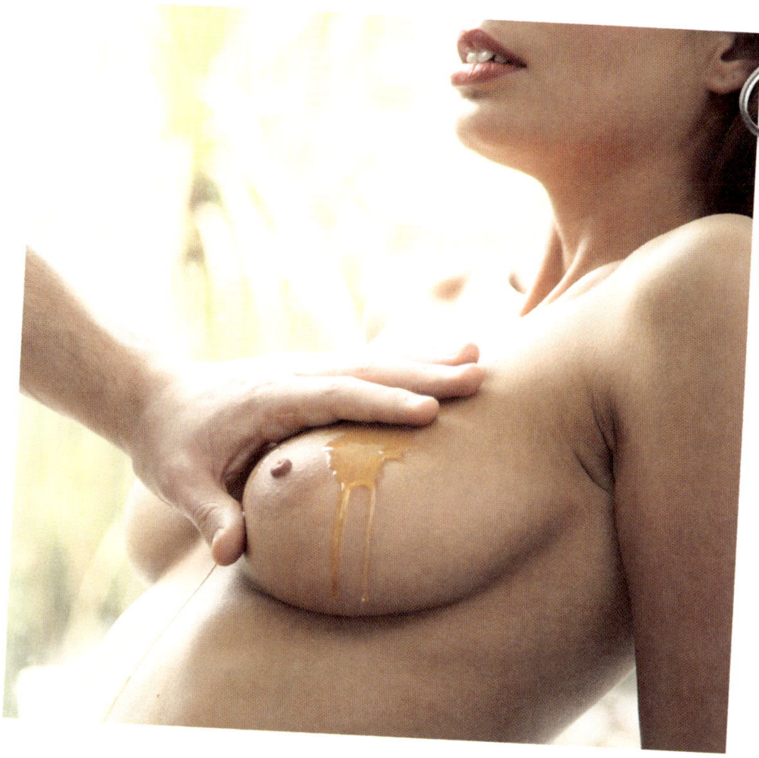

... geiles Honigschlecken

WAS MÄNNER ANTÖRNT

Um einen Mann zu verführen, muss man wissen, was ihn anmacht. Es kursieren jede Menge Legenden über die männliche Sexualität; die Wahrheit hingegen ist oft überraschend. Meine Erfahrung ist: Statt von der hemmungslosen Liebhaberin zu träumen, haben sie lieber Spaß und guten Sex im Bett mit der Frau, die sie mögen.

LIEBEN SIE IHREN NACKTEN KÖRPER

Sie haben nicht den makellosen Körper eines Supermodels? Das macht nichts. Viele Männer haben mir bestätigt, dass eine Frau, die stolz ihren nackten Körper zeigt, ihre Libido am meisten anfeuert. Eine entspannte Einstellung und ein wohl proportionierter, vielleicht sogar fülliger Körper ist ihnen lieber als der Body eines diätbesessenen Hungerhakens.

Söhnen Sie sich mit den kleinen Unzulänglichkeiten Ihres Körpers aus, der Partner bemerkt sie oft gar nicht. Ein Freund sagte mir, nichts törne ihn so ab wie Frauen, die schamvoll unschöne Stellen ihres Körpers zu verbergen trachten: »Statt sich dem Liebesspiel hinzugeben, meiden sie gewisse Stellungen, weil sie ihren Bauch oder Po nicht zeigen wollen.«

Männer mögen aber den Anblick einer nackten Frau, die sie anfassen können (machen Sie einen Striptease für ihn – siehe Seite 28–31). Und sie lieben es, wenn eine Frau sich völlig gehen lässt und den Sex genießt. Ihn zu drängen, im Dunkeln unter die Decke zu kriechen, ist keine Einladung für ihn. Wohl aber, wenn Sie ihm Ihren Körper darbieten – so unvollkommen er auch sein mag.

GEHEIMTIPP: *Vergessen Sie Ihre Frisur und Ihr Make-up. Männer mögen eine verstrubbelte Frau mit glühenden Wangen, der man ansieht, dass sie genießt, was gerade geschieht.*

SEUFZEN UND STÖHNEN SIE FÜR IHN

Ich habe festgestellt, dass ich meinem Liebsten keine Palette perfekt ausgeführter Sextechniken bieten muss. Natürlich protestiert er nicht, wenn ich meine Zunge gekonnt über seinen Penis wandern lasse oder ihm Handdienste biete, die seiner eigenen Masturbationstechnik ähneln. Doch es macht ihn viel mehr an, wenn ich sichtlich und hörbar auf das Vergnügen reagiere, das er mir bereitet. Sie müssen Ihrem Liebsten nicht gleich beim ersten Mal Ihr ganzes Repertoire vorführen – es genügt, wenn Sie auf das reagieren, was er tut.

Am unbefriedigendsten ist eine Frau, die überhaupt nicht reagiert. Also, seien Sie laut. Ein ekstatisches Stöhnen kann ihn überglücklich machen. Und wenn er sie spür- und hörbar zum Orgasmus bringt (sei es mit Penis, Hand oder Mund), ist das für ihn so erregend wie für Sie.

GEHEIMTIPP: *Schauen Sie Ihrem Liebsten sekundenlang in die Augen, wenn Sie besondere Lust empfinden. Das Vergnügen durch Augenkontakt zu teilen, erzeugt explosive Intensität.*

ENTDECKEN SIE, WAS IHN AUF TOUREN BRINGT

Die meisten Männer haben irgendetwas, das sie mehr anmacht als alles andere: Küsse auf die Innenseite der Schenkel, Zupfen am Brusthaar, Liebkosung der Ohren. Wenn Sie den ultimativen Antörner Ihres Liebsten entdecken, wird er Wachs in Ihren Händen, weil Sie seine Sexualität wirklich verstehen.

Sollte Ihr Liebster seine Lustauslöser selbst noch nicht kennen, machen Sie sich gemeinsam auf die Suche. Ist er ein Blickmensch, tragen Sie erotische Dessous und Stilettos oder machen Sie einen Striptease. Reagiert er auf Berührungen, erforschen Sie jeden Zentimeter seiner Haut mit den Fingerspitzen. Verwöhnen Sie ihn mit Dingen, die jeden seiner fünf Sinne ansprechen – Sie werden bald entdecken, was ihn zum Stöhnen bringt. Haben Sie gefunden, was ihn wie eine Rakete abgehen lässt, setzen Sie es sparsam ein. Sexuelle Leckerbissen sollten eine Überraschung bleiben.

GEHEIMTIPP: *Manche Männer finden Frauen in braver Baumwollunterwäsche anregender als in den gewagtesten Dessous – vielleicht weil sie darin mädchenhaft-jungfräulich wirken.*

ENTFESSELN SIE DIE EXHIBITIONISTIN

Meiner Erfahrung nach sind Männer gern Voyeure. Ob Sie sich ihm im kurzen Slip zeigen oder einen Striptease machen (siehe Seite 28), Sie können seine Lust am Visuellen für sich nutzen. Für viele Frauen besteht die Herausforderung darin, die Exhibitionistin in sich erst einmal zu entdecken und ihr dann freien Lauf zu lassen. Hier einige Tipps:

FREUNDEN SIE SICH MIT DEM SPIEGEL AN

Stellen Sie sich nicht etwa nackt oder in aufreizender Unterwäsche vor den Spiegel, um sich darin kritisch zu betrachten. Posieren Sie stattdessen, drehen Sie sich verführerisch, schauen Sie über die Schulter, heben Sie die Arme, um mit Ihrem Haar zu spielen, bücken Sie sich (mit geradem Rücken und leicht gespreizten Beinen). Oder tanzen Sie. Zunächst kommen Sie sich vielleicht albern vor, doch bald wird Ihnen Ihr Anblick gefallen. Sie werden Posen finden, die umwerfend gut aussehen; das ist wichtig, um Ihre Selbstsicherheit zu stärken.

GEHEIMTIPP: *Masturbieren Sie vor dem Spiegel – eine der besten Methoden, Schüchternheit zu überwinden.*

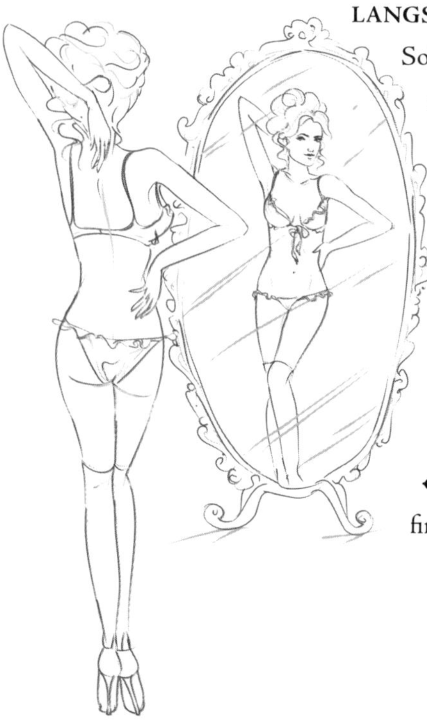

LANGSAME STEIGERUNG

Sobald Sie sich vor dem Spiegel sicher fühlen, können Sie Ihren Exhibitionismus in Ihr Alltagsleben integrieren:

- Tragen Sie in Ihren vier Wänden etwas Aufreizendes, das Sie sexy erscheinen lässt, etwa eine durchsichtige Bluse ohne BH.
- Machen Sie es sich zur Gewohnheit, sich vor den Augen des Partners auszuziehen, wenn Sie zu Bett gehen, und genießen Sie, dass er sie anschaut.
- Beobachten Sie eine Frau, die Sie besonders sexy finden, und ahmen Sie nach, wie sie sich bewegt.

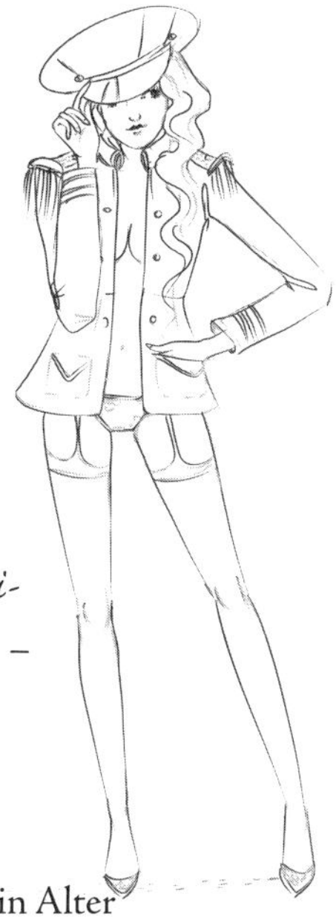

- Setzen Sie sich rittlings auf den Schoß Ihres Partners, wenn er es nicht erwartet.
- Wählen Sie beim Sex Stellungen, die Sie ins Rampenlicht rücken – etwa die Reitstellung: Er liegt dabei auf dem Rücken, Sie sitzen auf ihm. Schwelgen Sie in seiner Aufmerksamkeit.

GEHEIMTIPP: *Nicht nur Frauen sehen gern Männer in Uniform. Auch er mag es, wenn Sie – entsprechend kostümiert – den »General« oder die Gangsterbraut mimen.*

ENTWICKELN SIE EIN ZWEITES ICH

Es kann hilfreich sein, wenn Sie sich für Ihren Exhibitionismus ein Alter Ego erschaffen: graue Büromaus bei Tag, heißes Sexkätzchen bei Nacht. Requisiten und Kleidung helfen Ihnen, in den Charakter zu schlüpfen, den Sie repräsentieren möchten (Vamp, Hure, Sexgöttin). Eine Freundin gestand mir einmal: »Ich brauche nur meine hochhackigen Pumps, die schwarzen Nylons und das schwarze Pelzjäckchen anzuziehen, dazu die Katzenmaske, und ich kann ohne alle Hemmungen auf allen vieren auf dem Boden kriechen.« Kostüme sind schön und hilfreich, jedoch nicht wirklich nötig. Im Grunde geht es darum, dass Sie sich eine neue Einstellung und Persönlichkeit zulegen – dafür braucht's keine neue Garderobe.

GEHEIMTIPP: *Männer assoziieren Verruchtheit vor allem mit roten, schwarzen und strohblonden Haaren. Sind sie brünett, könnten Sie es mal mit einer Perücke versuchen.*

STELLEN SIE SICH ZUR SCHAU

Haben Sie die Exhibitionistin in sich zu entfesseln gelernt, dann setzen Sie die Fähigkeit ein: Tanzen oder strippen Sie für ihn oder setzen Sie sich vor ihm mit gespreizten Beinen verkehrt herum auf einen Stuhl (siehe Seite 30–31). Exhibitionistisch können Sie auch sein, wenn Sie mit Ihrem Liebsten telefonieren und ihm lasziv Ihren Körper beschreiben.

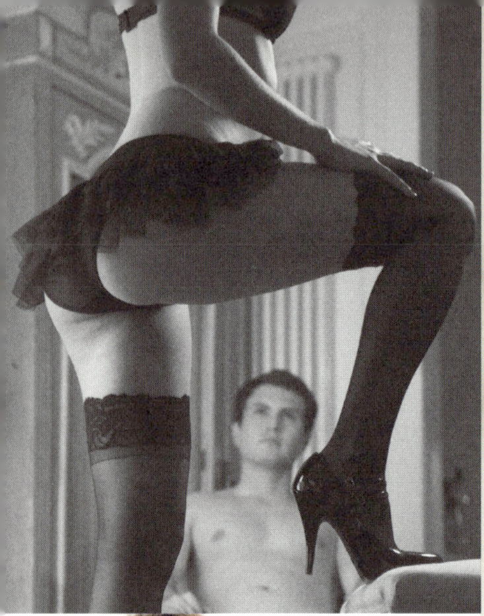
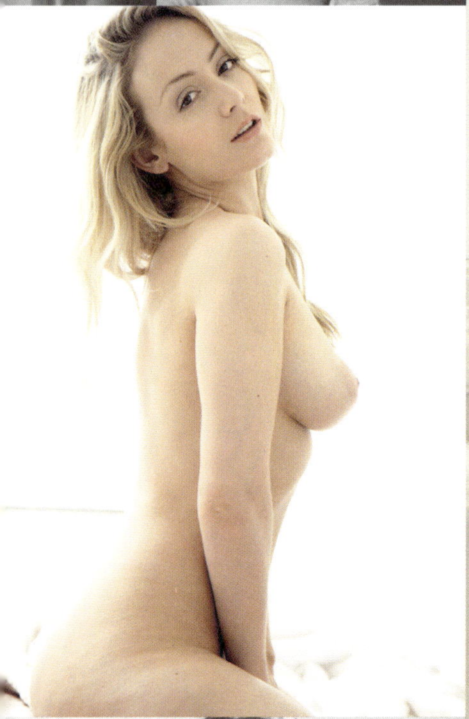
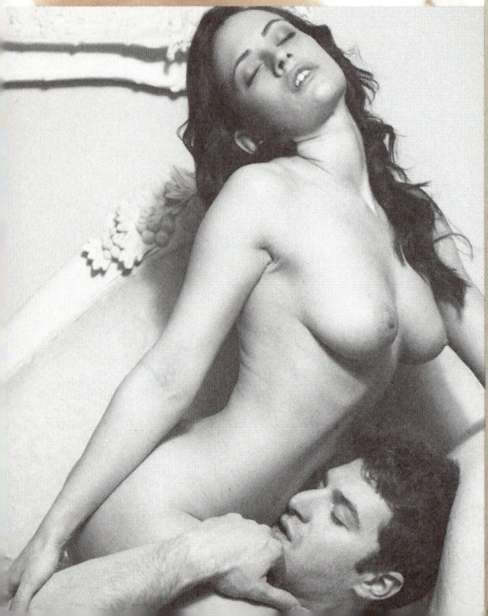
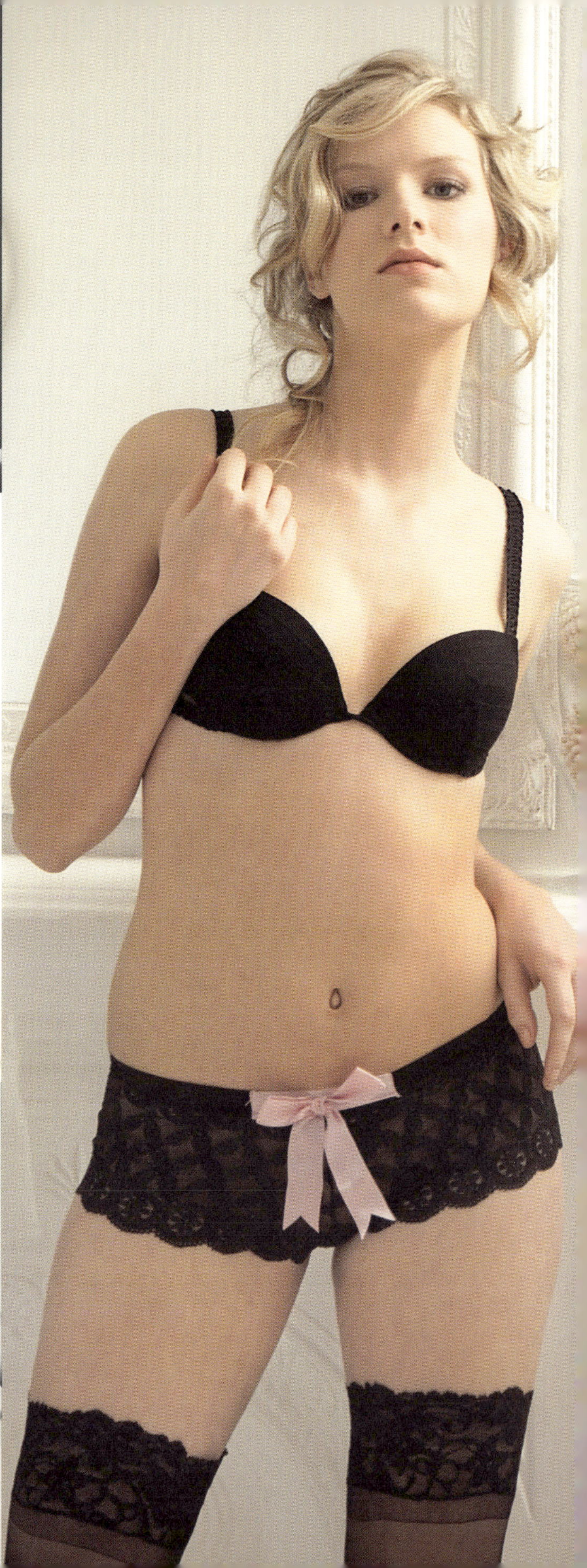

GEHEIMNISSE ...
des sexuellen Selbstbewusstseins

- **ERFORSCHEN SIE IHR SEXUELLES SELBST** Finden Sie heraus, was Sie antörnt und zum Orgasmus führt (und was nicht). Suchen Sie Ihren G-Punkt (siehe Seite 56).

- **NUTZEN SIE IHRE VORSTELLUNGSKRAFT** Schließen Sie die Augen und sehen Sie sich als Sexgöttin, die sich wohl fühlt in ihrer Haut, die gern Lust gibt und nimmt, die gern berührt, flirtet, neckt.

- **ENTDECKEN SIE IHRE »HEISSE ZEIT«** Viele Frauen sagten mir, sie seien zur Zeit des Eisprungs am schärfsten auf Sex. Mir geht es auch so. Führen Sie einen Monatskalender und merken Sie entsprechende Termine mit dem Liebsten vor.

- **MACHEN SIE SICH KOMPLIMENTE** Schauen Sie in den Spiegel und sagen Sie sich: »Ich sehe toll aus.« »Ich habe schöne Brüste.« »Meine Kurven sind sexy.« Genießen Sie die Komplimente anderer.

- **ZEIGEN SIE IHREN SEXAPPEAL** Betonen Sie durch Ihre Kleidung, was Sie haben. Halten Sie viel Augenkontakt mit anderen. Haben Sie keine Berührungsscheu, lächeln und lachen Sie. Seien Sie gelöst und stolz auf Ihren nackten Körper.

- **VERWÖHNEN SIE SICH** ... mit einem Sexspielzeug, einem supertollen Fetzen oder geilen Dessous.

- **SCHLUSS MIT WÜNSCHEN** Wären Sie gern schlanker, jünger, hübscher? Schreiben Sie auf, was Sie im Bett (und außerhalb) täten, wenn Sie Ihr ideales Aussehen hätten. Und dann tun Sie es einfach!

GEKONNT AUSZIEHEN

Soll er giepern vor Lust? Dann gibt es kaum etwas Besseres als einen Striptease. Wenn Sie – wie ich – keinen perfekten Körper haben, macht das nichts: Ihr Liebster betrachtet Sie mit Verlangen, nicht mit den Augen des Kritikers.

ÜBUNG MACHT DEN MEISTER

Es lohnt sich, vorher eine Kostümprobe zu machen. Ich habe anfangs ein paar ulkige Fehler gemacht, also beachten Sie meinen Rat: Meiden Sie Oberteile, die Sie über den Kopf ziehen müssen. Wählen Sie Sachen, die man effektvoll aufknöpft oder mit dem Reißverschluss öffnet (der kann sich aber verhaken!). Statt Hosen sollten Sie einen Rock tragen, den sie lasziv von den Hüften gleiten lassen können. Und Strümpfe – mit oder ohne Strapse – statt Strumpfhosen sind ein Muss. Holen Sie sich Anregungen aus Videofilmen, Filmen wie Striptease mit Demi Moore oder dem Internet (oder von den Abbildungen der folgenden Seiten). Übung vor dem Spiegel wird Sie zur Meisterin machen.

Außer anregender Musik und dem richtigen Schummerlicht brauchen Sie einen Stuhl als Requisit, um sich darauf zu knien und/oder darauf zu setzen (siehe Seite 31).

DIE SHOW IST NUR FÜR IHN

Das Geheimnis eines guten Strips sind weniger Ihre Bewegungen als vielmehr Ihre innere Einstellung. Wenn Sie Ihrem Liebsten zeigen, dass Sie Spaß daran haben, seinem gierigen Blick etwas zu bieten, wird er kleine Ungeschicklichkeiten nicht bemerken. Necken Sie ihn, indem Sie näher kommen und sich wieder entfernen, strecken Sie ihm das Hinterteil entgegen oder lassen Sie ihn, wenn Sie große Brüste haben, einen tiefen Blick in die Busenspalte tun. Zum Abschluss sollte es eine überraschende Kleinigkeit für ihn zu entdecken geben, etwa eine Mouche (Schönheitspflästerchen) an einer intimen Stelle. Doch es kann auch noch weitergehen: Ziehen Sie ihn langsam und lustvoll aus.

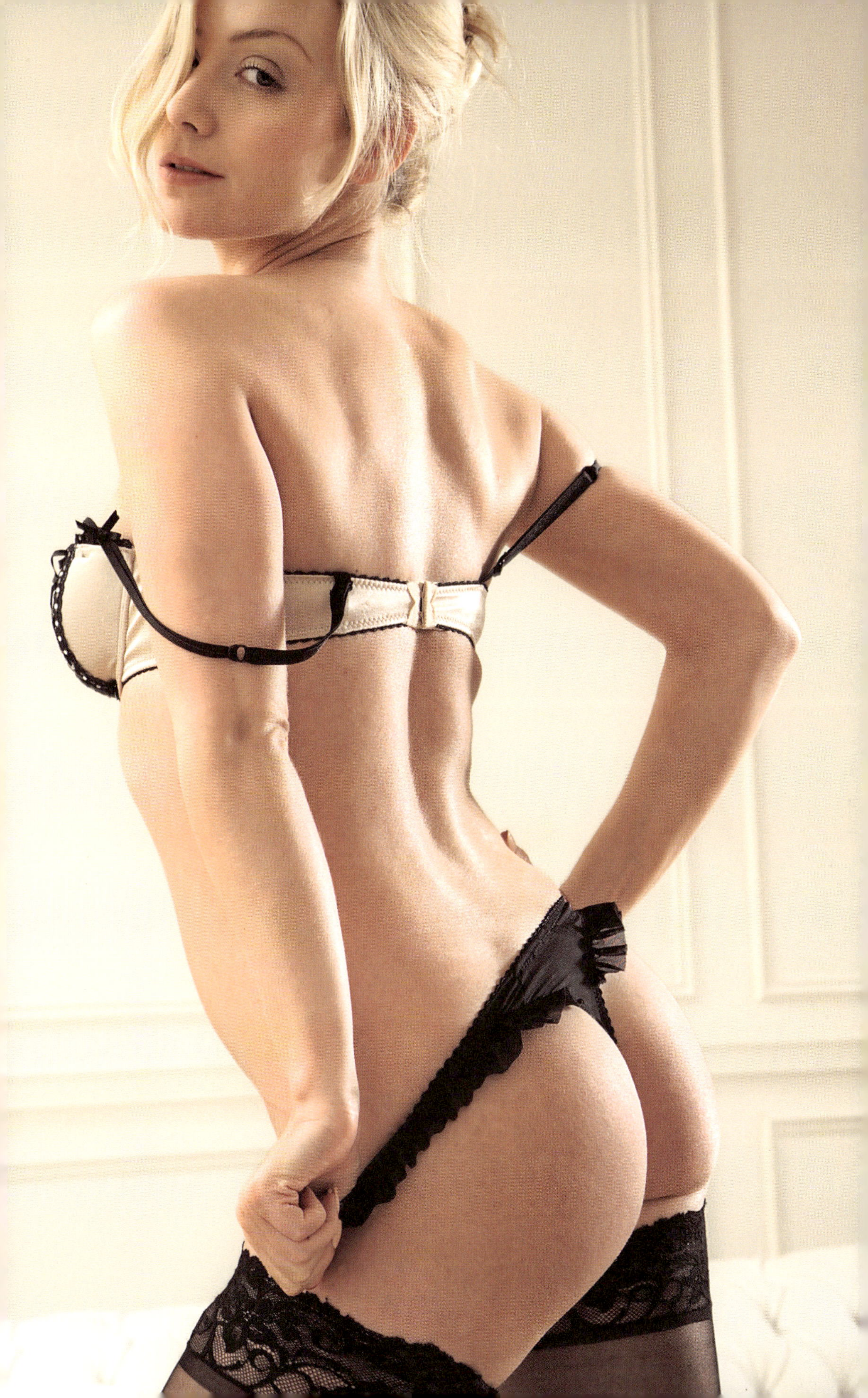

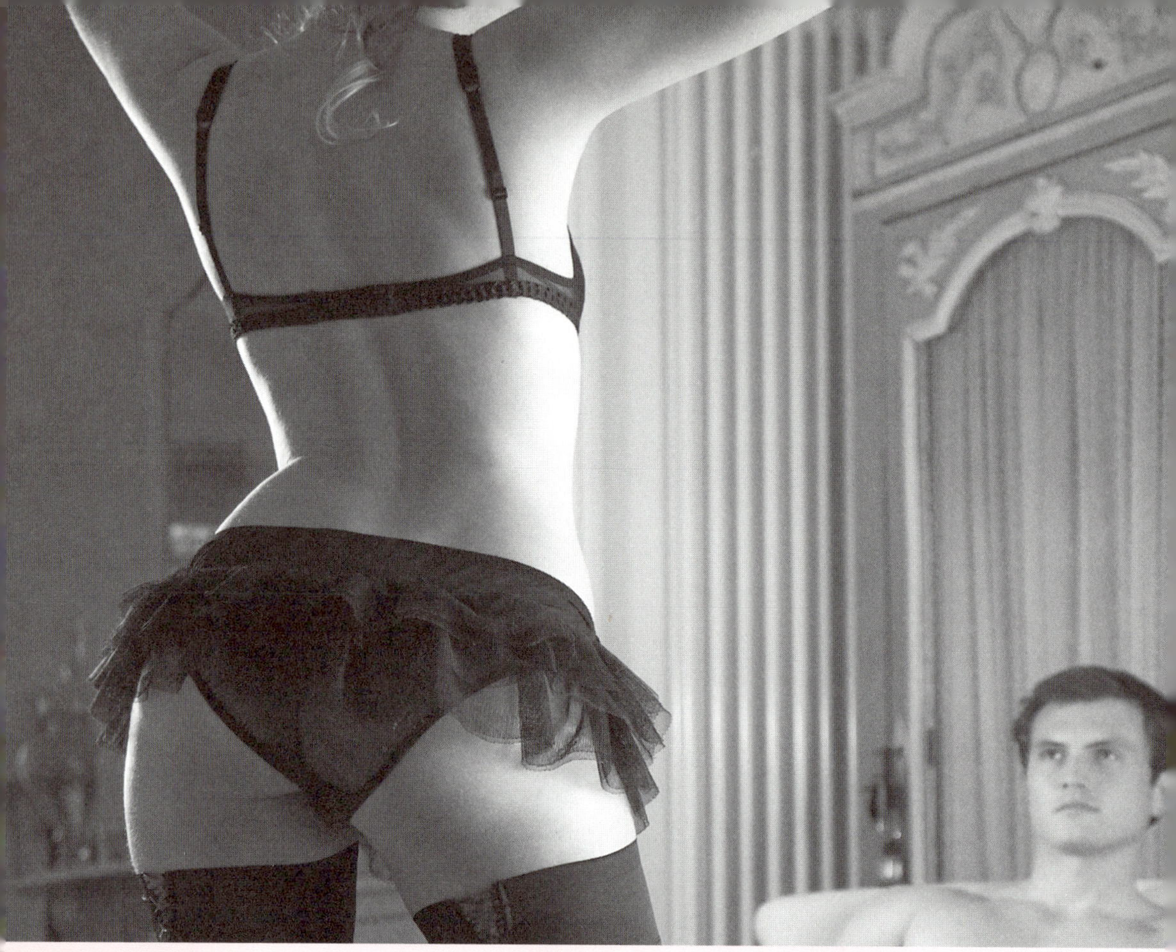

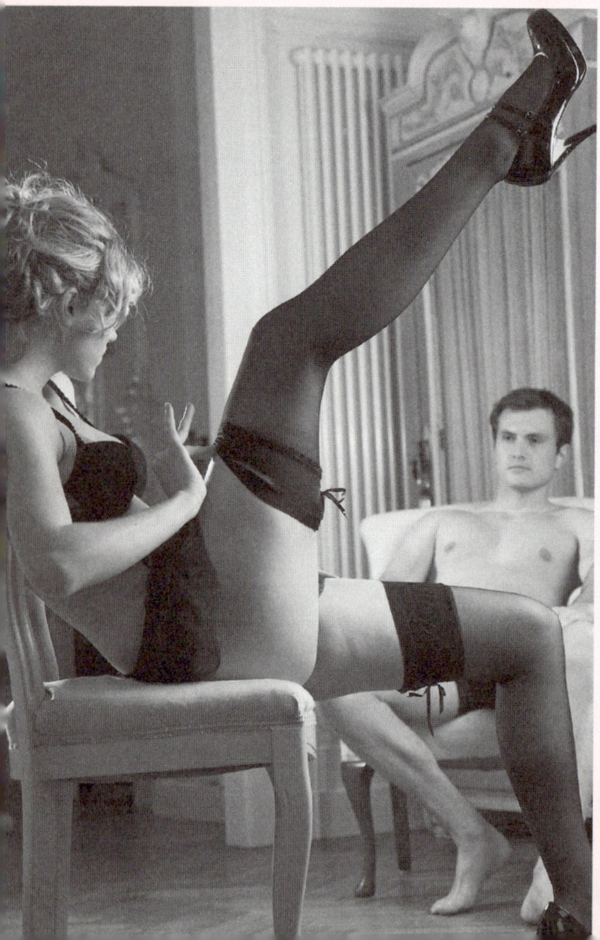

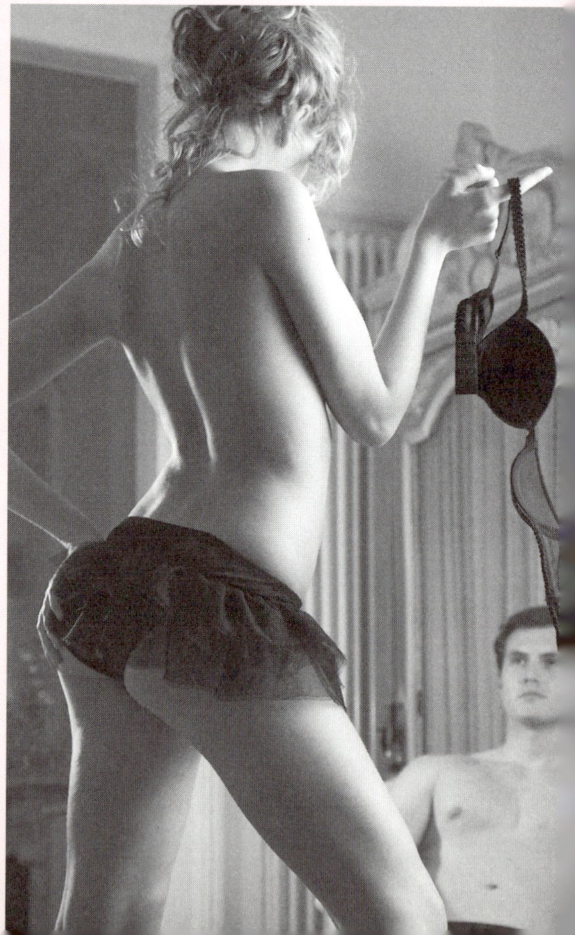

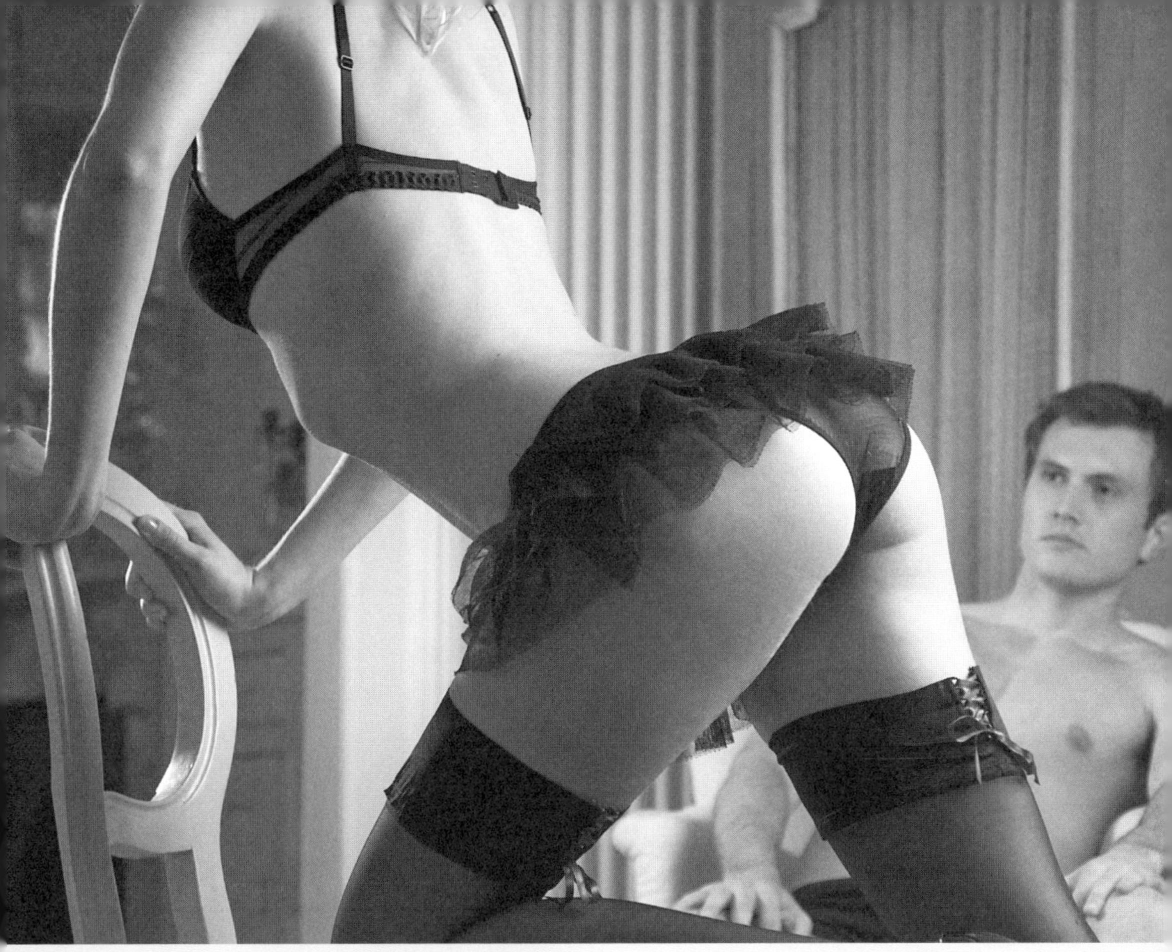

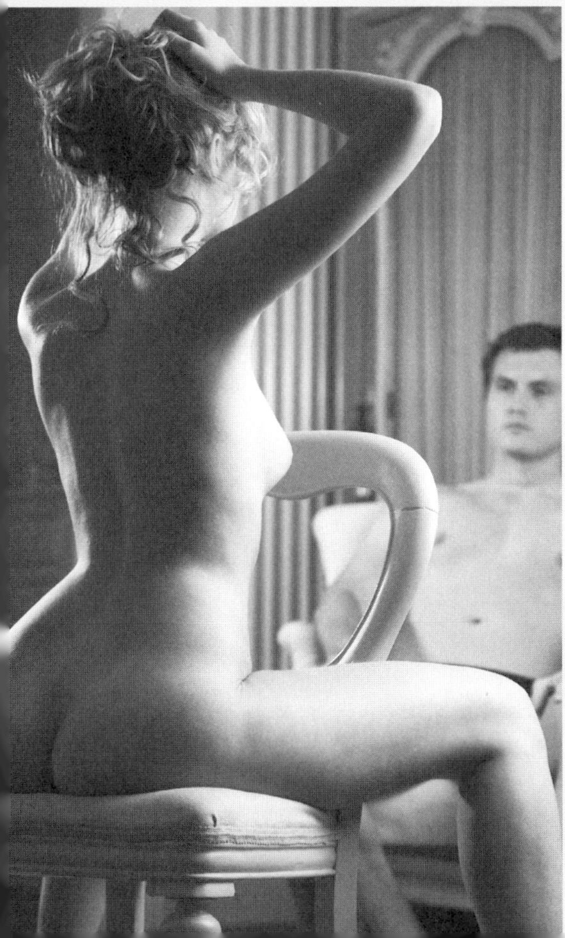

STRIPTEASE MIT ALLEN SCHIKANEN

LASSEN SIE SICH VON DIESEN BILDERN INSPIRIEREN. Ihr Liebster sollte es sich im Bett oder auf einem Sessel bequem machen. Die Musik sollte nicht zu laut, das Licht nicht zu grell sein. Nutzen Sie den Stuhl, um ein Knie darauf abzustützen und den Po zur Schau zu stellen. Setzen Sie sich darauf und strecken Sie das Bein in die Höhe, wenn Sie den Strumpf abstreifen. Lassen Sie den BH um den Finger kreisen, ehe Sie ihn fallen lassen. Setzen Sie sich zuletzt rittlings auf den Stuhl und lassen Sie ihn Ihre Schönheit bewundern.

GEFLÜSTERTE OBSZÖNITÄTEN

Mein erster Freund lehrte mich die Wonnen des schmutzigen Redens. Wir waren zu Bett gegangen; ich war müde und schon fast eingeschlafen, als er mir ins Ohr flüsterte: »Öffne die Beine, ich will deine Muschi lecken.« Und dann hatten wir wirklich heißen Sex.

Es überraschte mich, denn ich hatte nicht von mir erwartet, dass ich auf so etwas abfahren würde. Als ich aber die antörnende Macht der geflüsterten Obszönität erst einmal erfahren hatte, war's um mich geschehen. Das war der den Teenangerschuhen entwachsene Sex für Fortgeschrittene. Und ich entdeckte:

- Obszöne Wörter können den Orgasmus intensivieren. Wenn Ihr Sexleben etwas abgestumpft ist, können ein paar schlüpfrige Worte Wunder wirken.
- Im Nu können Sie Ihre ganze sexuelle Persönlichkeit vom braven Mädchen zur Femme fatal verwandeln. Sie brauchen kein exotisches Outfit, keine Sexspielzeuge; die erotische Kraft Ihrer Stimme genügt.
- Das gehauchte Wort ist ein Sexspielzeug, das sie überall und zu jeder Zeit zur Hand haben. Während es verboten ist, in der Öffentlichkeit zu koitieren, verbietet kein Gesetz, dass Sie Ihrem Liebsten ins Ohr flüstern, was Sie nachher mit ihm zu tun gedenken.
- Wenn im Liebesspiel die Erektion Ihres Liebsten nachlässt, kann ein nicht jugendfreies Wort rasch sein wallendes Blut an die Stelle bringen, wo es jetzt gebraucht wird.
- Wenn Sie getrennt sind, können Sie es mit Telefonsex versuchen. Rufen Sie ihn spät in der Nacht an. Sagen Sie ihm, Sie seien nackt und könnten nicht aufhören, an ihn zu denken.
- Wenn Sie üblicherweise braven Blümchensex haben, kann schmutziges Reden Pep in die Sache bringen. Sie sehen sich dann gegenseitig in einem neuen – und aufregenderen – Licht.
- In den Augenblicken vor dem Orgasmus kann zotiges Reden explosiv wirken. Sagen Sie ihm in Ihren Worten, dass Sie gleich kommen – nur zu gern wird er hören, welche Lust er Ihnen macht.

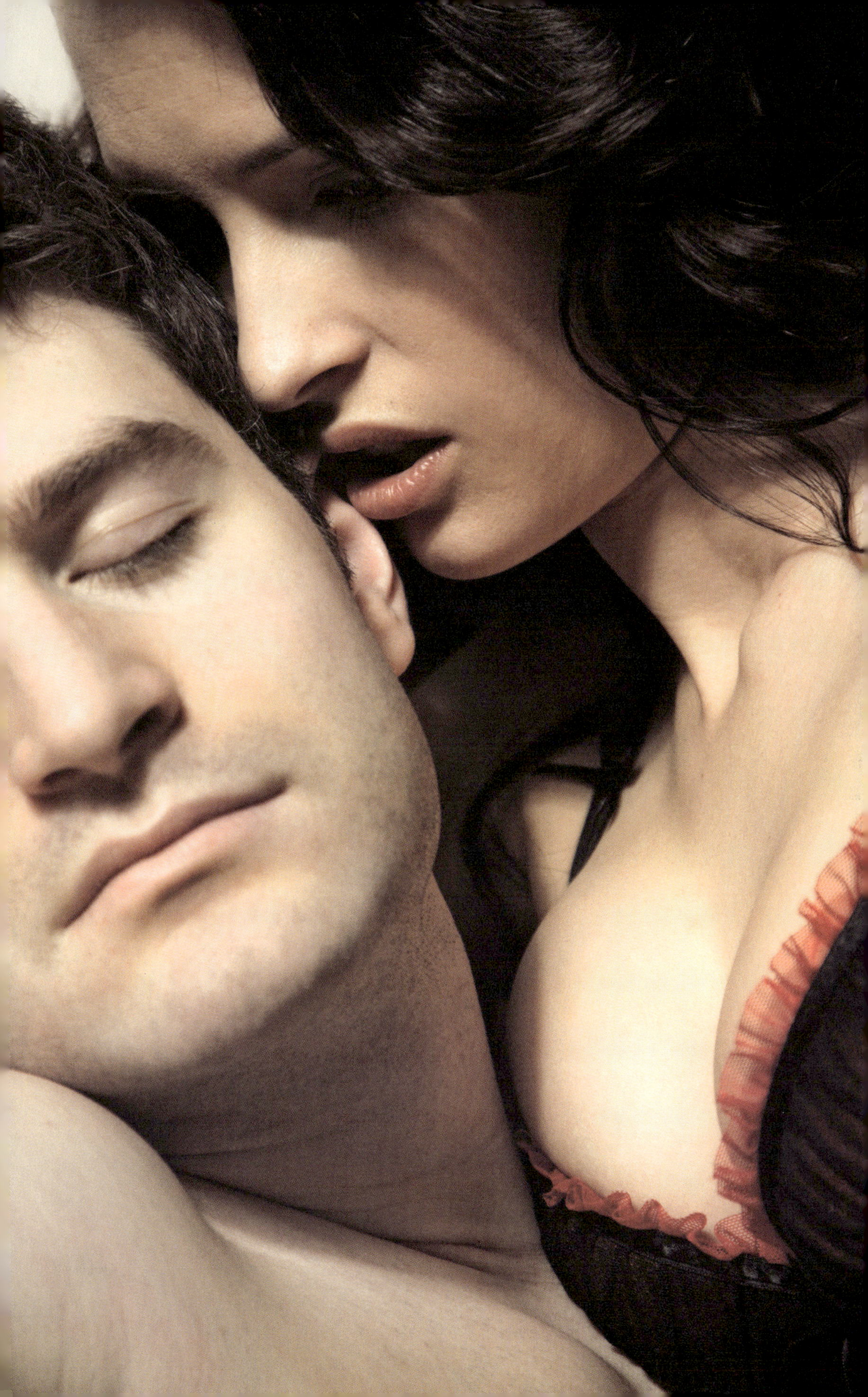

SIND SIE GEHEMMT?

Sind Sie eine Novizin in Sachen schmutziges Reden? Dann freuen Sie sich darauf, Ihre Sicherheitszone zu verlassen und Neuland zu erkunden. Wenn Sie je beim Sex den Namen Ihres Geliebten gestöhnt oder einen Schrei ausgestoßen haben, sind Sie schon auf dem Weg. Jetzt müssen Sie sich nur trauen, den nächsten Schritt zu gehen. Wenn Sie nicht wissen, wo Sie anfangen sollen und Inspiration brauchen, lesen Sie erotische Literatur. Borgen Sie sich Zeilen aus, die Sie erotisch finden. Denken Sie aber daran, dass obszönes Geflüster dann am besten wirkt, wenn es spontan ist. Es braucht nichts Ausgefallenes zu sein – aber es muss authentisch rüberkommen, nach Lust und Erregung klingen.

Lernen Sie locker zu lassen – benutzen Sie zotige Ausdrücke in Ihrem Schlafzimmer, die Sie Ihren Eltern, Freunden und Kollegen gegenüber niemals in den Mund nehmen würden. Doch für die sind sie ja auch nicht gedacht. Es bleibt ein süßes Geheimnis zwischen Ihnen und Ihrem Liebsten. Und fürchten Sie nicht, dass er Sie für billig halten wird. Ein Freund hat mir einmal gebeichtet: »Ich liebe es, wenn meine Freundin richtig ordinär wird, denn ich weiß, es ist ausschließlich für meine Ohren bestimmt. Es macht mich mächtig an.«

GEHEIMTIPP: *Entdecken Sie Ihre »Stimme«, wenn Sie allein im Bett liegen und sich sexy fühlen. Überlegen Sie nicht, was Sie sagen sollen, sagen Sie, was Ihnen gerade in den Sinn kommt, es hört Sie ja keiner. Achten Sie nur auf die natürliche Erotik der Stimme, mit der Sie das nächste Mal Ihren Liebsten betören.*

TRAINIEREN SIE IHRE AUSDRUCKSKRAFT

Nicht nur das Wie, auch das Was ist natürlich wichtig. Hier ein paar Vorschläge, wenn Sie auf der Suche nach Ideen sind:

Erstens: Beschreiben Sie Ihrem Liebsten genau, was Sie wollen. Das ist nicht nur erotisch, es sagt ihm auch, was Sie antörnt. Zum Beispiel: *»Küss mich, zuerst nur zart mit den Lippen, dann tief und leidenschaftlich. Schieb dabei deine Hand unter meinen Rock und berühr' mich über* *dem Höschen. Steck deine Finger hinein und streichle mit den Fingerspitzen über meine Klitoris.«*

Zweitens: Beschreiben Sie ihm Ihre Empfindungen, wenn er Sie berührt und erregt. Das ermutigt und bestätigt ihn nicht nur, es intensiviert auch Ihre Sinnlichkeit. *»Mhhh. Ich spüre deine Hand. Jaaa, gut so. Diese zarte Berührung ist fantastisch, bitte, mach weiter so, hör nicht auf.«*

Drittens: Sagen Sie, was Sie mit Ihrem Partner tun werden. *»Ich werde dich langsam mit Küssen bedecken. Vom Mund bis zu den Schenkeln. Und dann werde ich ihn in den Mund nehmen.«*

Beschreiben Sie die ganze Zeit über, was Sie gerade machen, wie es sich anfühlt und was Sie gleich tun werden. Das muss kein ununterbrochener Wortschwall sein, murmeln, seufzen, stöhnen Sie oder atmen Sie zwischendurch heftig. Achten Sie nicht auf die Worte – seien Sie entspannt und Sie werden feststellen, die Worte kommen von ganz allein.

Natürlich sollten Sie die sexuellen Vorlieben und Aversionen Ihres Partners genau kennen (und er die Ihren) und sie gegenseitig respektieren. Das gilt auch für das obszöne Geflüster.

FINDEN SIE IHRE STIMME

Zum schmutzigen Reden gehört eine tiefe, raue, leicht atemlose Stimme – wenn Sie das hinkriegen, prima. Wenn nicht, sprechen Sie leise, doch so natürlich wie möglich, damit Ihre Stimme Ihr Gefühl ausdrückt. Flüstern Sie, wenn Sie noch unsicher sind; das erotische Flair in der Stimme wird sich mit der Zeit von selbst einstellen.

GEHEIME BEKENNTNISSE

Telefonsex

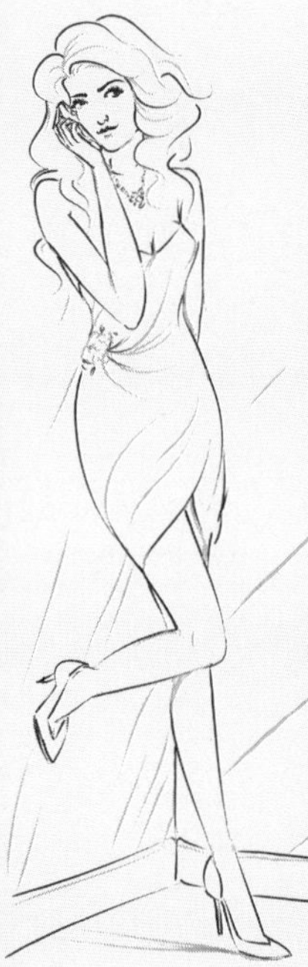

Ich hatte gerade das Restaurant betreten, in dem ich mit meinem Freund verabredet war, als er anrief und sagte, er werde sich verspäten. Er bat mich, schon Wein zu bestellen und auf ihn zu warten. Statt aufzulegen, redete er weiter und sagte mir mit immer zotigeren Worten, was er jetzt gern mit mir anstellen würde. Ich saß schon am Tisch und nippte an meinem Wein, doch er war noch immer am Handy. 15 Minuten lang sagte ich nur »mhm« und »ach ja?«, merkte aber, wie ich langsam rot wurde. Mehrmals sagte ich: »Ich muss jetzt Schluss machen«, aber er redete weiter, denn meine spürbare Verlegenheit stachelte ihn an. Insgeheim fand ich es fantastisch. Und ich merkte, was für ein prickelndes Ding ein Handy sein kann. Hier einige Bekenntnisse von anderen Freunden des Telefonsex:

»Mein Freund hat eine tiefe Reibeisenstimme, die mich erregt, seit ich sie zum ersten Mal hörte – einfach wie gemacht für Telefonsex – und fast genieße ich den mehr als den echten. Ich lege mich in meinen aufreizendsten Dessous ins Bett, streichle mich und warte auf seinen Anruf (wir machen immer eine fixe Zeit aus, um den Kitzel der Erwartung voll auszukosten). Ich kann den Augenblick kaum erwarten. Jedes Mal kriege ich dieses Kribbeln im Bauch, denn wenn ich abhebe, sagt er meinen Namen mit seiner erregenden Stimme. Ich hab ihm noch nie gesagt, wie sehr mich das antörnt.«

»Aus Jux und Dollerei riefen mein Freund und ich mal bei einer Sex-Hotline an. Man hat gespürt, dass das Stöhnen und heftige Atmen bloß Mache war, dennoch hatte es einen erstaunlichen Nebeneffekt. Es befreite uns von unseren eigenen Hemmungen. Jetzt haben wir regelmäßig den schmutzigsten Telefonsex, wenn wir getrennt sind.«

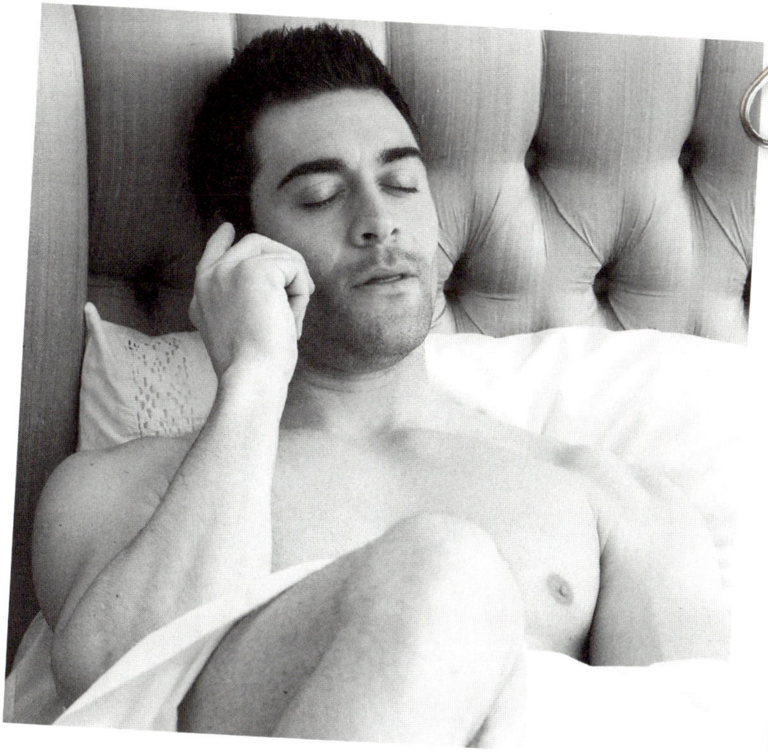

… erregende Worte

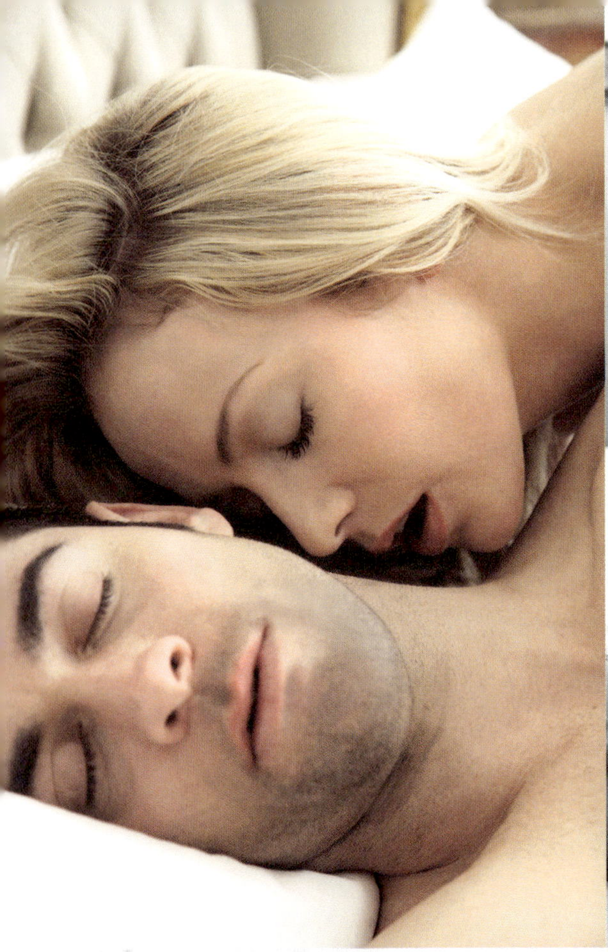
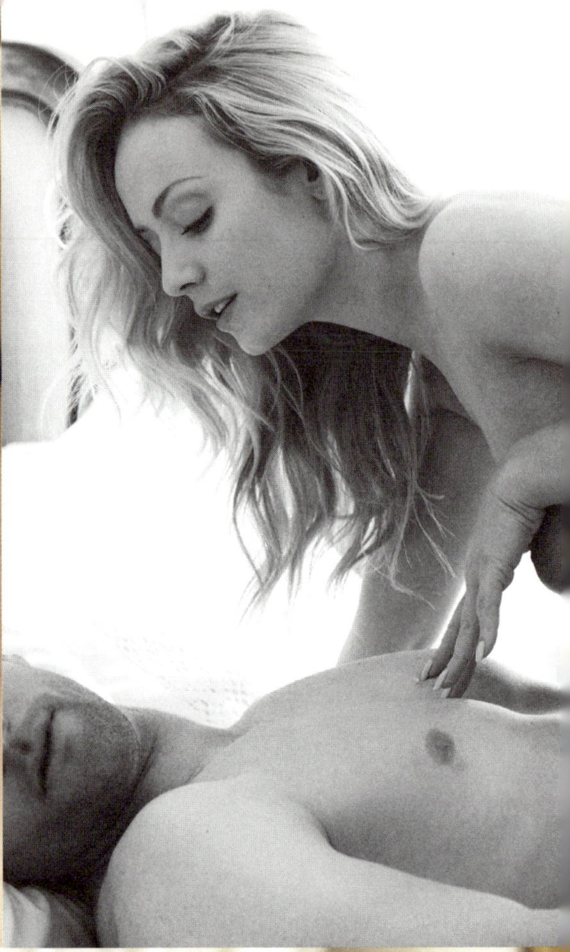
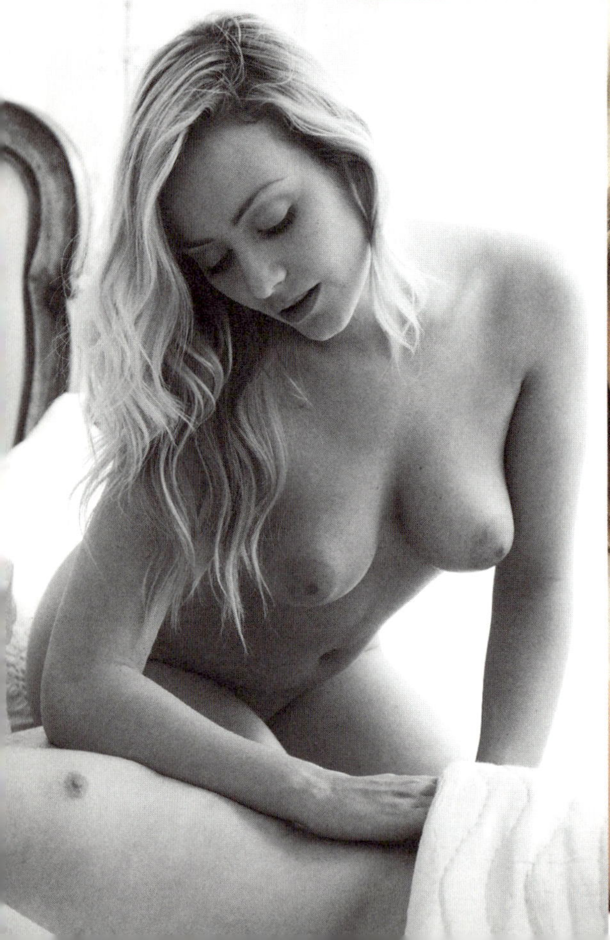
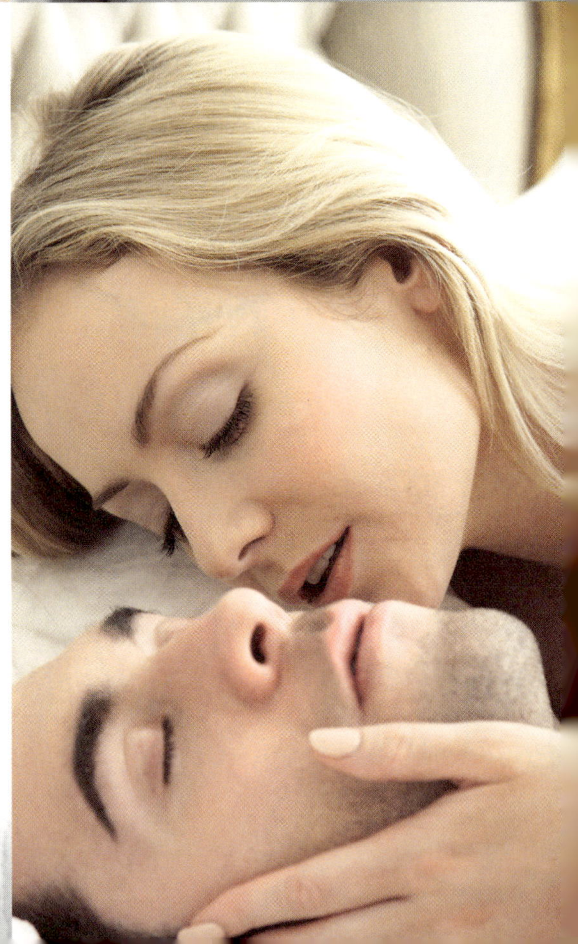

GEHEIMNISSE ...
der heißen Beziehung

- **MACHEN SIE SICH KOMPLIMENTE** Loben Sie etwas an ihm, das Ihnen gefällt. Dann ist er an der Reihe – und so weiter. Sex ist toll, wenn man ihn durch gegenseitige Bewunderung steigert.

- **ERREGENDES ERWACHEN** Hatten Sie in der Nacht vorher Sex, dann flüstern Sie ihm beim Aufwachen ins Ohr, wie fantastisch es war. Sagen Sie, was Sie besonders genossen haben – und falls Sie Lust auf eine Wiederholung haben, tasten Sie nach seiner Morgenerektion ...

- **SEIEN SIE VERSPIELT** Wenn Sie mit Freunden zum Essen verabredet sind, machen Sie vorher ein Codewort aus: »köstlich« oder »Sauce«. Jedes Mal, wenn jemand das Wort sagt, füßeln Sie oder streicheln sich unter dem Tisch.

- **SEHEN SIE GEPFLEGT AUS** Empfangen Sie ihn nicht in ausgeleierten Jeans und übergroßem T-Shirt. Tragen Sie Kleidung, die Ihre weiblichen Rundungen betont.

- **MACHEN SIE'S TROTZDEM** Immer wieder wird es vorkommen, dass Sie müde und nicht in Stimmung sind – lassen Sie sich trotzdem von Ihrem Liebsten anregen. Ich garantiere Ihnen, nach wenigen Minuten intensiver Knutscherei wird Ihr Körper reagieren.

- **SEXY NICHT NUR IM SCHLAFZIMMER** Lassen Sie Ihren Liebsten wissen, dass Sie ihn immer und überall begehrenswert finden. Streicheln Sie ihn, geben Sie ihm einen Klaps auf den Po, knabbern Sie an seinem Ohrläppchen.

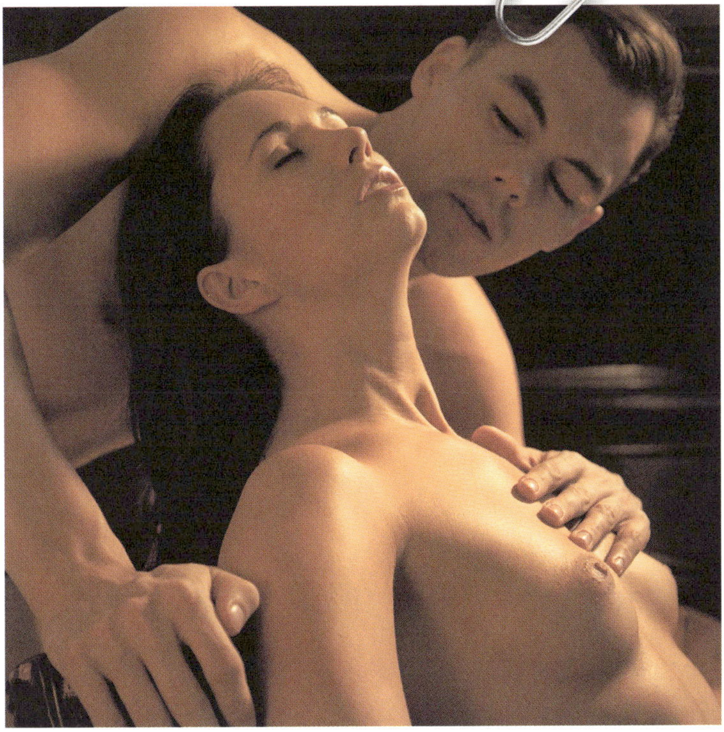

2 Vorspiel

DIE KUNST DER ERREGUNG

Wenn klar ist, dass es zum Sex kommen wird, haben Sie den aufregenden Job, sich durch das Vorspiel richtig auf Touren zu bringen. Mein – und gewiss nicht nur mein – Favorit ist dabei das Küssen. Es erschließt mir eine neue Dimension. Zuerst sollten die Küsse sanft, leicht, forschend sein, erst dann sollten leidenschaftliche Zungenküsse daraus werden. Nimmt mein Liebster dabei mein Gesicht in seine Hände oder streichelt er mir sanft über das Rückgrat – umso besser.

Welche Art von Vorspiel Sie auch wählen, seien Sie »mit Leib und Seele« dabei. Ob Sie Zärtlichkeiten tauschen, sinnliche Massage machen oder Oralsex haben, nehmen Sie es nicht als Zweckhandlung, die absolviert werden muss. Tun Sie es mit Leidenschaft. Bringen Sie sich ohne Zwang zu dem Punkt, wo sie beide Sex haben wollen.

BRINGEN SIE SICH LANGSAM AUF TOUREN

Ein gutes Vorspiel ist wie tanzen zu langsamer Musik: Man hat engen Körperkontakt und muss gemeinsam den richtigen Rhythmus finden. Es gibt hier keine Empfehlungen. Man folgt ganz seinen lustvollen Eingebungen. Dabei kann es manchmal sehr zärtlich zugehen, ein andermal eher wild und ausgelassen.

Und kein Gesetz fordert, dass das Vorspiel unbedingt zum Sex führen muss. Bei meinem Liebsten und mir bleibt es manchmal bei sehr intimen Zärtlichkeiten, denn die Art und Weise, wie er meine Klitoris oder ich seinen Penis streichle, ist so erregend und gut, dass wir keine Unterbrechung wollen. Diese Form der Zärtlichkeit ist dann Vorspeise, Hauptgericht und Dessert in einem.

Das Folgende finden meine Freundinnen besonders erregend:

»Er saugt an meinen Fingern, während er mich streichelt – irre!«

»Er spreizt meine Beine und haucht seinen heißen Atem auf meine Klitoris – ein wahnsinniges Gefühl. Dann leckt er mich wie eine Katze.«

»Unter der Dusche legt er von hinten die Arme um mich und spielt mit meinen Brustwarzen. Ich drehe mich um und blase ihm einen.«

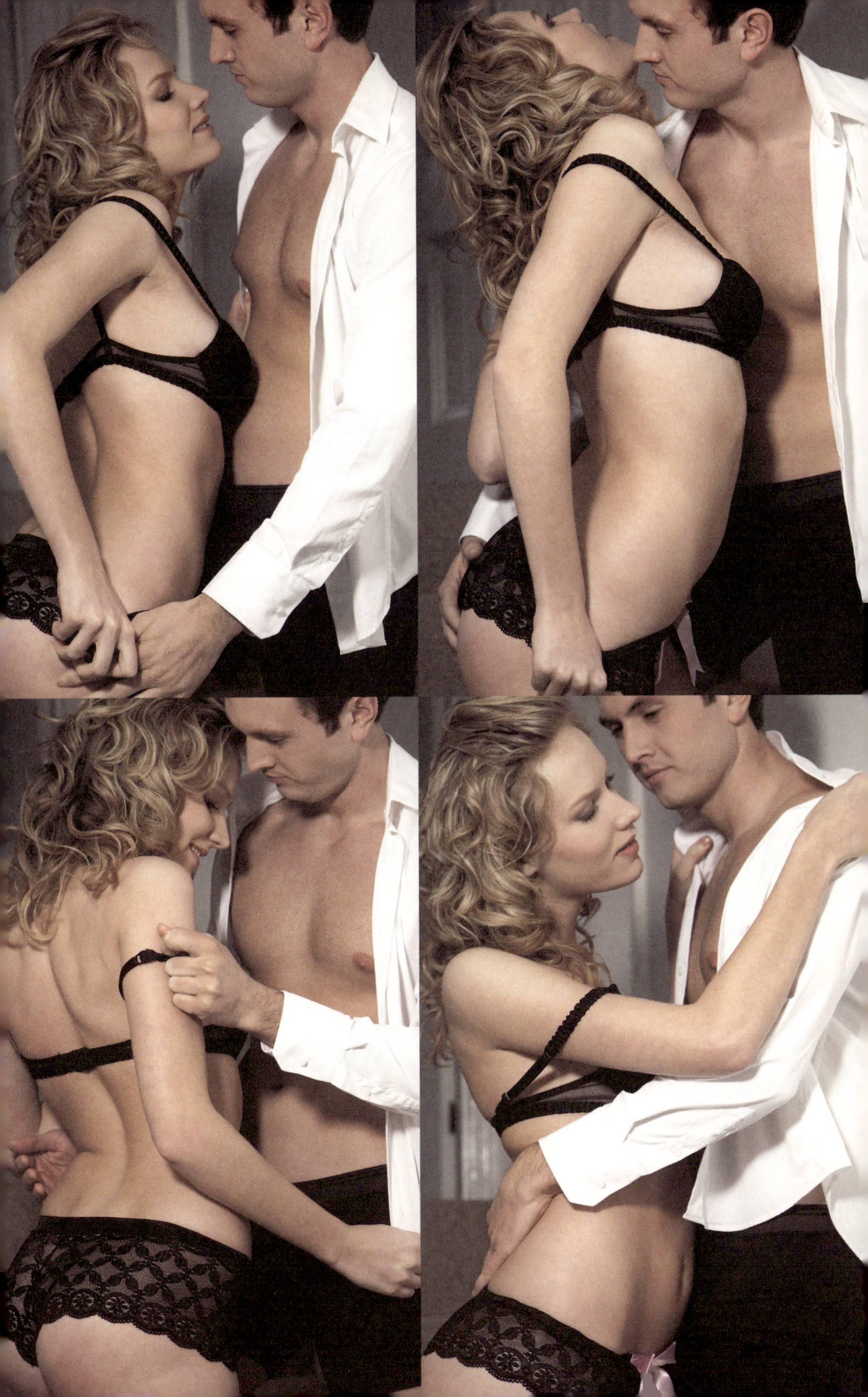

SUPEREROTISCHE MASSAGE

Viele Männer mögen sinnliche Ganzkörpermassagen. Dass Ihre Fingerspitzen über seine Haut spielen, ihn überall streicheln und berühren, ist elektrisierend für ihn und macht seine Sinne für die reine Lust empfänglich. Und dann kann er den Kitzel genießen, Ihren nackten Körper überall zu streicheln.

Ich erhelle den Raum meist nur mit Kerzen (ein altmodischer Trick, der aber noch immer funktioniert). Dann lade ich ihn ein, sich bäuchlings zu mir auf das große, vorgewärmte Badetuch zu legen. Ich träufle handwarmes, duftendes Massageöl auf die Haut seines Rückens, setze mich rittlings auf seine Oberschenkel und beginne mit der Massage. **GEHEIMTIPP:** *Oft verteile ich das Öl nicht mit den Händen, sondern mit den Brüsten (er mag dieses glitschige Gleiten sehr).*

ER LIEGT AUF DEM BAUCH ...

Legen Sie Ihre Hände über den Pobacken flach auf den Rücken Ihres Partners und lassen Sie sie mit mehr oder weniger festem Druck in einer fließenden Bewegung bis zu den Schultern und dann wieder zurück gleiten. Machen Sie so weiter, ohne den Hautkontakt zu unterbrechen.

Widmen Sie sich dann seinen Schultern. Lassen Sie Ihre Fingerspitzen über seine Muskeln gleiten und finden Sie den Punkt, wo er am liebsten berührt werden möchte – er wird es Sie durch Laute des Wohlbehagens wissen lassen. Kneten Sie die Stellen zwischen den Fingern. Finden Sie eine Verhärtung, massieren Sie die Stelle mit kreisenden Bewegungen des Daumenballens – aber machen Sie keine medizinische Massage aus der Sache; hier geht es um Sinnlichkeit.

Rutschen Sie auf seinen Schenkeln etwas weiter nach unten und legen Sie ihm auf jede Pobacke eine flache Hand. Beugen Sie sich langsam vor, bis Ihr Gewicht auf Ihren Händen ruht. Lehnen Sie sich wieder zurück; wiederholen Sie diese Schaukelbewegung so oft Sie mögen und gehen Sie dann zu einer knetenden Massage mit der flachen Faust oder dem Handballen über.

Jetzt können Sie ihn vor Erotik glühen lassen: Legen Sie sich auf Knie und Unterarme gestützt über ihn und berühren Sie seinen Rücken mit Ihren Brüsten. Lassen Sie sich mehrfach bis zum Po und wieder zurück gleiten.

GEHEIMTIPP: *Sie sollten die Massage so sehr genießen wie er, denken Sie also auch an sich. Streicheln Sie sich über die Nippel oder die Klitoris – doch nur mit einer Hand, damit der Hautkontakt zu ihm nicht abbricht.*

LIEBEN SIE SEINE BEINE

Massieren Sie auch die Beine Ihres auf dem Bauch liegenden Partners. Bilden Sie mit Fingern und Daumen ein »V« und lassen Sie Ihre Hände so mit Druck über seine Waden und Schenkel gleiten (in den Kniekehlen den Druck mindern). Ganz langsam, fast unmerklich verringern Sie den Druck und ändern die Art der Berührung, indem sie sanft die Handrücken über die Beine des Partners gleiten lassen. Gehen Sie von den Fersen bis hinauf zum Gesäß. Die zart streichende Bewegung löst bei ihm sinnliche Reize aus; machen Sie sich auf »mhhs« und »ahhhs« gefasst.

Widmen Sie sich dann seinen Füßen (für manche Männer eine Quelle der Lust, nur übertroffen von den Genitalien). Nehmen Sie einen Fuß in beide Hände und lassen Sie die Daumen von der Ferse zu den Zehen über die Sohle gleiten. Machen Sie dabei kleine kreisende Bewegungen oder üben Sie auf einer Stelle anhaltenden Druck aus. »Wischen« Sie in einem glatten Zug über die ganze Sohle. All das kann die Einleitung zu sensationellem Sex sein.

Ich beende die Fußmassage oft so: Ich presse seinen Fuß zwischen meine Beine; er kann dann mit seinen Zehen an meiner Klitoris spielen. Er mag es auch sehr, wenn ich mit meinen Haaren seine Zehen kitzle. Wer lange Haare hat, kann eine Strähne fest um seinen großen Zeh wickeln, das verschafft ihm eine völlig neue Empfindung.

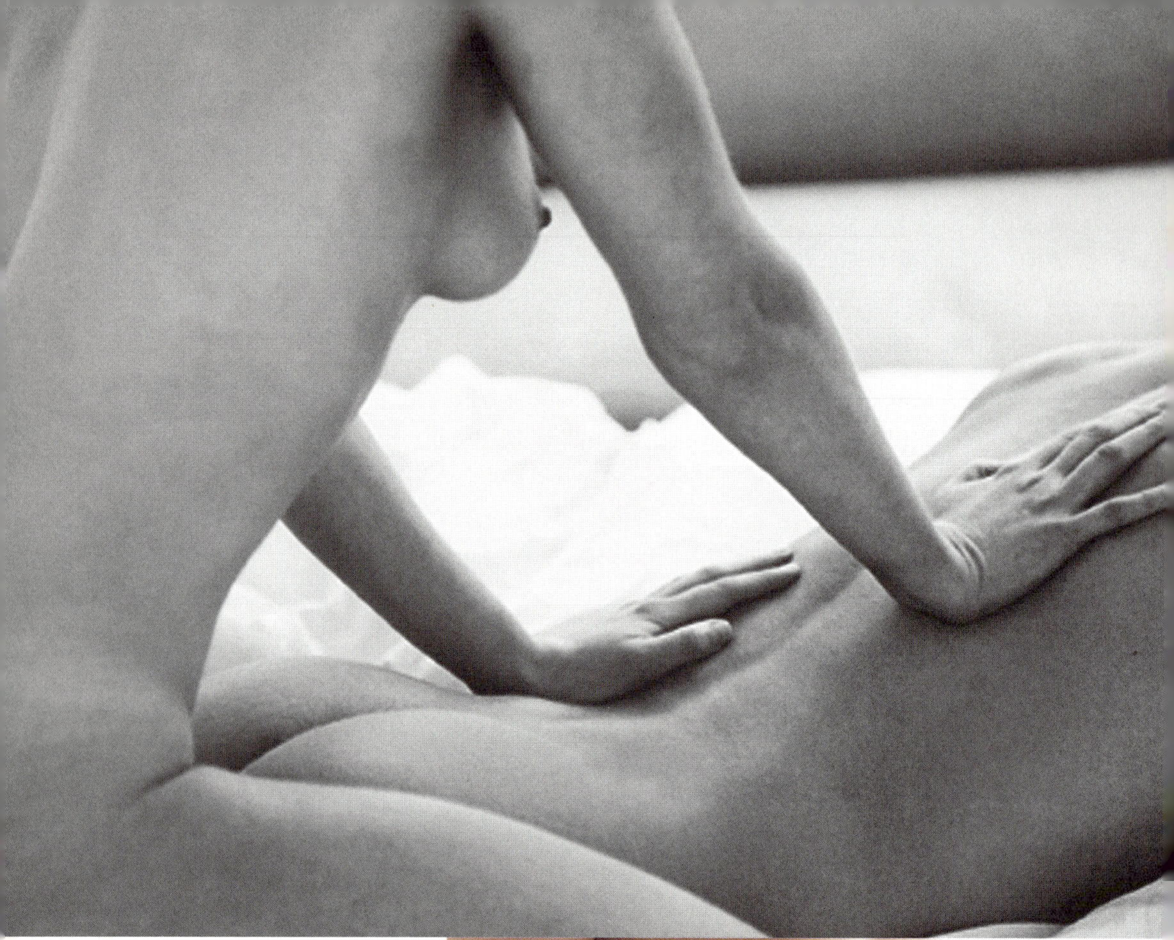
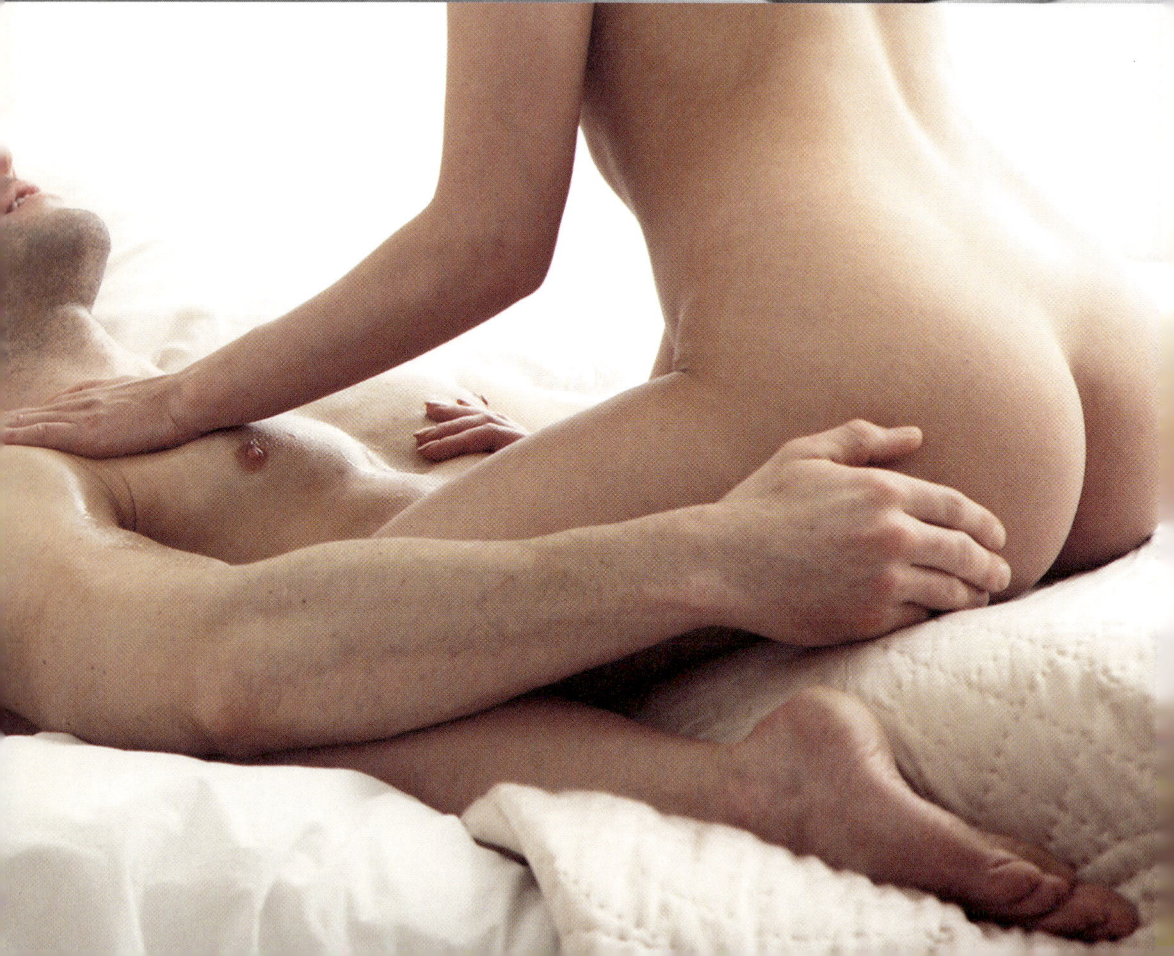

ER LIEGT AUF DEM RÜCKEN ...

Auch wenn Sie seine Brust massieren, darf es nicht an Massageöl fehlen (das Sie auch hier mit Ihren Brüsten verteilen können – er wird es lieben). Lassen Sie dann Ihre flachen Hände von der Mitte seiner Brust zu den Seiten über die Rippen und wieder zurück gleiten. Er wird in der Sinnlichkeit der langen, fließenden Bewegung dahinschmelzen.

Vergrößern Sie den Radius der Bewegung bis zum Bauch und Abdomen. Necken Sie ihn, indem Sie Ihre Fingerspitzen in die Nähe seiner Genitalien bringen, ohne sie zu berühren. Streichen Sie dann unverhofft wie zufällig über seinen Penis.

Ist er entspannt und hingegeben, wird er wahrscheinlich eine Erektion bekommen. Unterstützen Sie das, indem Sie die Massage sinnlicher gestalten. Malen sie mit den Fingerspitzen Kreise und Achter auf seinen Unterleib, lassen Sie die Finger zärtlich streifend über die Lenden zum Damm gleiten.

Oder beugen Sie sich vor und küssen Sie die Spitze seines Glieds. Lassen Sie ihn spüren, dass auch Sie erregt sind: Küssen Sie seine Lippen. Wenn Sie rittlings auf einem seiner Oberschenkel sitzen, reiben sie ihre Klitoris und Schamlippen daran oder lassen Sie Ihre und seine Genitalien in flüchtigen Kontakt kommen. Bald werden Sie beide heftig nach der Vereinigung verlangen.

GEHEIMTIPP: *Versuchen Sie die »dreihändige Massage«. Während Sie rittlings auf ihm sitzend die Vorderfront seines Körpers massieren, lassen Sie seinen Penis eindringen. Die Muskelkontraktionen Ihrer Vagina bilden die »dritte Hand«.*

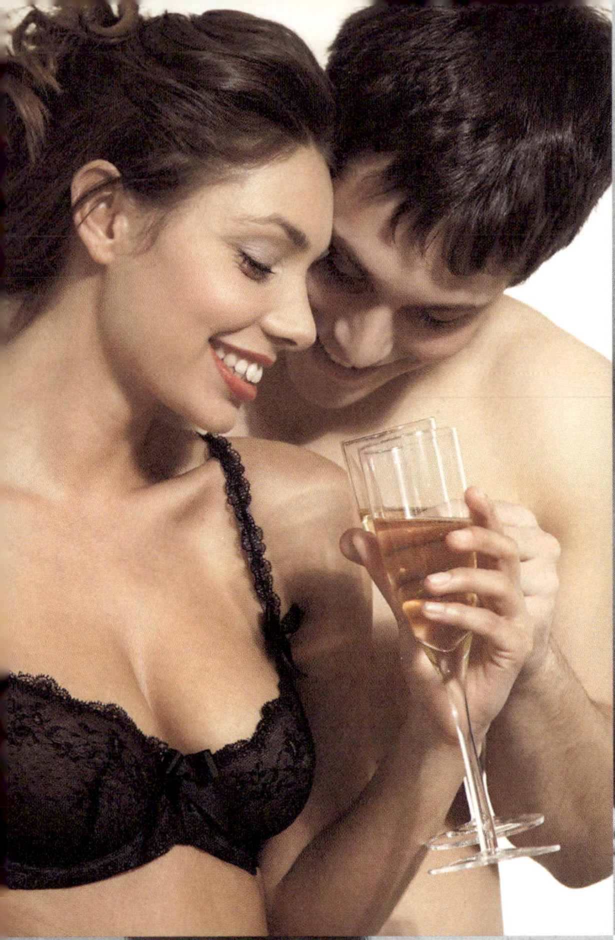
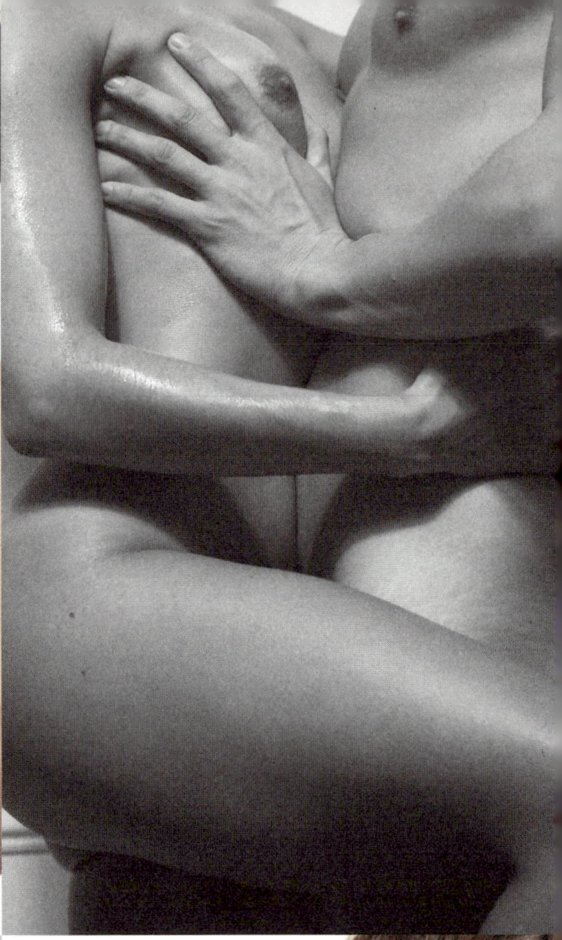
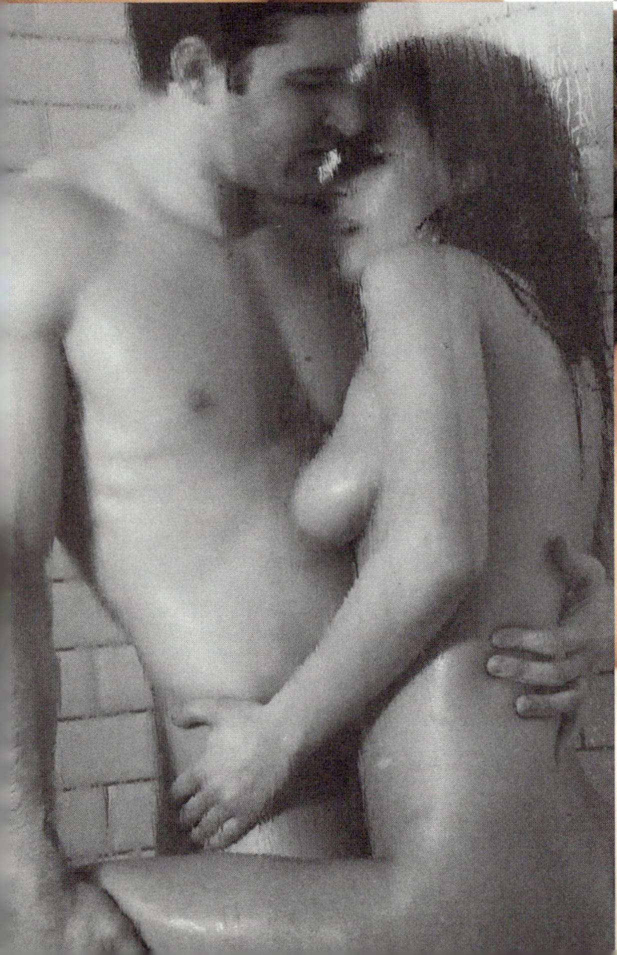
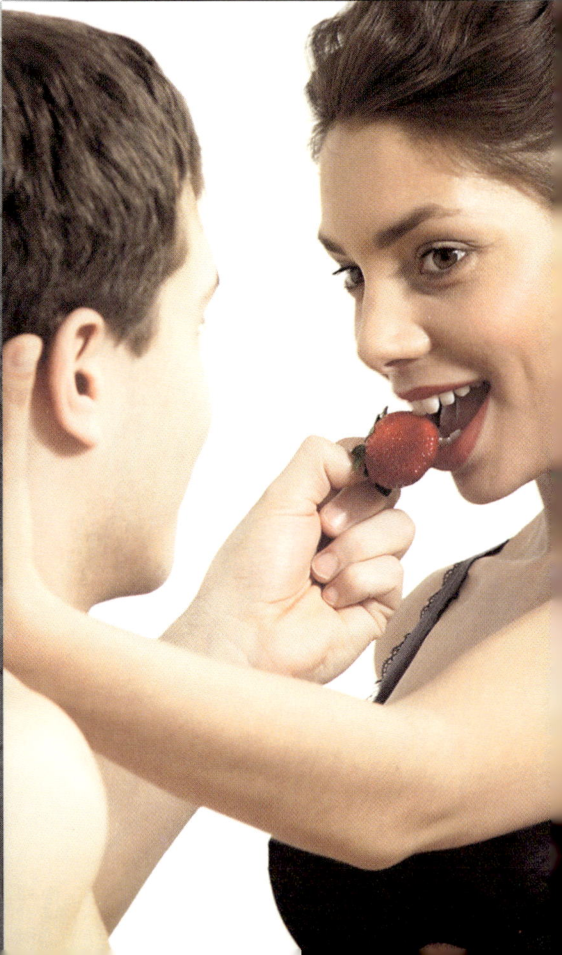

GEHEIMNISSE …
der Aphrodisiaka

- **EIN GLÄSCHEN CHAMPAGNER** Alkohol gilt als Anti-Aphrodisiakum. Ein Zuviel kann die sexuelle Reaktion hemmen, doch ein einzelnes Glas perlender, kalter Champagner kann ein herrlicher Auftakt sein.

- **AUSTERN SCHLÜRFEN** Casanova soll täglich 50 rohe Austern zum Frühstück gegessen haben. Nicht nur Austern, alles, was erotisch aussieht, riecht oder schmeckt, kann Sie in lustvolle Stimmung versetzen. Ich liebe Feigen, Granatäpfel, Pfirsiche und Erdbeeren. Den tropfenden Saft von Früchten von der nackten Haut des Partners zu schlecken, kann ausgesprochen sexy sein.

- **NEHMEN SIE LAVENDELÖL** Sein Geruch kann stark auf unser Verlangen wirken. Angeblich soll der Duft von Lavendelöl Männer ganz besonders anmachen. Versuchen Sie es!

- **VOGLIO IL TUO PROFUMO** Erinnern Sie sich an diesen Ohrwurm der italienischen Rockröhre Gianna Nannini? Im Text bittet sie ihren Liebsten inständig, nicht zu duschen und sich nicht einzuseifen – non, ti prego, non ti insaponare! –, weil sie den Geruch seines Schweißes (Männerschweiß enthält Pheromone) so erregend findet. Gianna ist nicht allein.

- **GEWÜRZE GEBEN PEP** Scharfe, duftende Gewürze stehen im Ruf, die Libido anzuheizen. Ingwer soll dabei das »Viagra unter den Gewürzen« sein. Auch Pfeffer, Kardamom und Chili sollen das sexuelle Verlangen steigern.

TEILEN SIE IHRE FANTASIEN

Halten Sie Ihre Fantasien strikt geheim? Sie könnten sich aber eine aufregende neue Welt der erotischen Kreativität erschließen, wenn Sie Ihre geheimen Vorstellungen zulassen und mit Ihrem Partner teilen.
Meine Erfahrung ist: Sex wird durch Fantasien besser. Sie steigern mein Verlangen, intensivieren meinen Orgasmus und meine Lust auf Abenteuer mit meinem Liebsten. Und wenn ich etwas beichte, das mir eigentlich peinlich ist, er aber mitgeht, dann verliebe ich mich jedes Mal neu in ihn. Hatten Sie bisher ein eher zurückhaltendes Sexleben, so ist es völlig okay, wenn Sie sich zunächst fremder Fantasien bedienen, um die eigenen kreativen (und anderen) Säfte in Fluss zu bringen. Die Schriftstellerin Nancy Friday finde ich besonders ergiebig, denn sie hat eine große Zahl von sexuellen Fantasien beschrieben, von den alltäglichsten bis zu den verruchtesten. Oder gehen Sie mit Ihrem Partner ins Internet auf der Suche nach erotischer Anregung. Wenn Sie etwas finden, das Sie wirklich antörnt, scheuen Sie sich nicht, sich voll darauf einzulassen.

EROTISCHE ENTHÜLLUNGEN

Erforschen Sie die Fantasien anderer und teilen Sie sich dann gegenseitig Ihre eigenen verborgenen Vorstellungen mit (Sex zu dritt/in der Öffentlichkeit/Dominaspiele). Überlegen Sie, wie Sie Ihre Fantasien umsetzen könnten (oder, falls das zu weit geht, suchen Sie Erotika, die Ihre Fantasien illustrieren). Lesen Sie, welche Fantasien Freunde mir beichteten, nennen Sie dann Ihre eigenen:

»Ich hätte gern einen Höhepunkt, wenn ich mit meinem Freund ausgehe. Ich stelle mir vor, wie er mich im Restaurant unterm Tisch berührt.«

»Ich stelle mir vor, dass mich mein Freund filmt, während ich masturbiere.«

»Ich küsse eine Frau, keine bestimmte, einfach eine Frau, die nur in meiner Vorstellung existiert.«

»Rote Seidenbettwäsche, Kerzen, Rosenblüten und romantische Musik beim Liebemachen.«

»Mein Freund soll mir die Augen verbinden und den Boss spielen.«

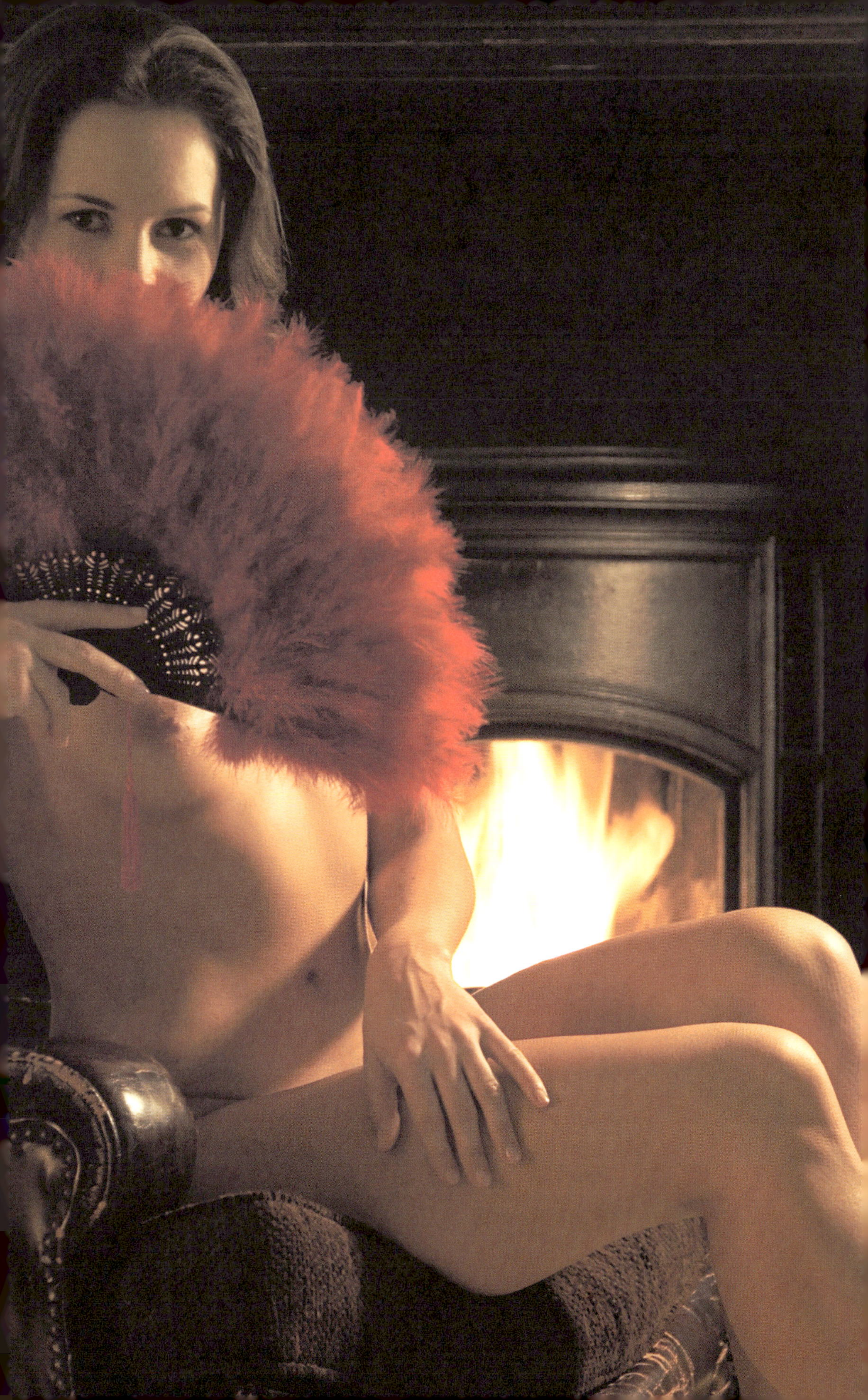

SAGEN SIE, WAS IHNEN GEFÄLLT

Ich hatte immer das größte Vergnügen im Bett, wenn ich klar sagte, was ich wollte. Für meinen Liebsten ist das sehr elektrisierend. Außerdem ist er doch meist froh, eine Richtlinie zu haben, er muss dann nicht raten, was ich heute wohl am liebsten mag. Männer wissen oft nicht so genau, wie Frauen sexuell ticken, besonders nicht bei Frauen wie mir, deren Wünsche sich ständig ändern.

Der wichtigste Punkt aber ist: Wenn Sie klar sagen, was Sie wollen, dann bekommen Sie auch die Stimulierung, die Sie von Ihrem Liebsten genau jetzt wünschen und brauchen – die beste Ausgangslage für richtig geilen Sex.

WISSEN, WAS SIE ANTÖRNT

Damit Sie Ihre erotische Wunschliste erstellen können, müssen Sie Ihre eigenen erogenen Zonen und Punkte natürlich kennen. Sollte das jedoch Neuland für Sie sein, nehmen Sie sich etwas Zeit zum Studium. Lesen Sie in diesem Buch – und in anderen Sexbüchern – und suchen Sie Anregungen.

Vielleicht finden Sie das eine oder andere, das Sie gern ausprobieren würden. Seien Sie unbedingt geradeheraus und ehrlich. Bitten Sie ihn nicht nur um Dinge, von denen Sie wissen, dass sie auch ihm Vergnügen machen oder ihm leicht fallen. Holen Sie tief Luft und sagen Sie, was Sie wollen – und wenn es noch so abwegig und ausgefallen scheint. Sind Sie anfangs noch zu schüchtern, dann flüstern Sie es ihm ins Ohr, ohne ihn dabei anzusehen.

Eine andere Lösung für den Einstieg, bis Sie sicherer geworden sind: Haben Sie in diesem oder einem anderen Buch etwas entdeckt, das Sie anmacht, dann stecken Sie an der entsprechenden Seite einen Notizzettel ins Buch. Schreiben Sie »Heute Nacht?« oder eine andere einladende Bemerkung auf den Zettel. Legen Sie das Buch dann auf sein Kopfkissen. Oder lesen Sie die Passage gemeinsam und sagen Sie ihm, dass Sie das gern probieren würden.

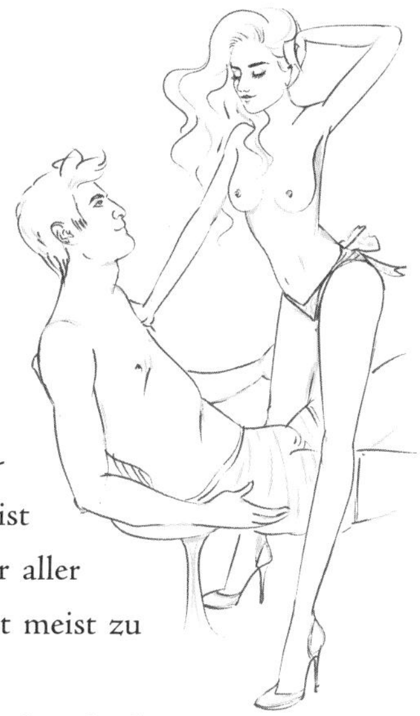

WIE SAG ICH'S MEINEM KINDE ...
Hüllen Sie Ihre Bitte in Lob, Ermutigung und Komplimente. Hört er beispielsweise, dass Sie eine bestimmte Stellung oder Technik ebenso sehr mögen wie er, dann nimmt er leichter hin, wenn Sie sagen, dass er dabei aber etwas sanfter oder zupackender, langsamer oder schneller sein soll. Kritik ist im Schlafzimmer strikt verboten! Sie ist der Killer aller Leidenschaft in und außerhalb des Betts und führt meist zu weniger Sex, kaum zu besserem.

Auch wenn Sie etwas wünschen, das nicht zum Standardrepertoire gehört (Männer fragen sich gern, woher Frauen dies oder jenes wissen), das einer Ihrer früheren Liebhaber aber zur Perfektion beherrschte, dann binden Sie ihm das natürlich nicht auf die Nase. Sie haben Ihre Kenntnisse dann selbstverständlich aus einem Buch oder von einer Freundin.

GEHEIMTIPP: *Seien Sie eindeutig. Sagen Sie nicht: »Sei zärtlich mit deinen Händen und deinem Mund, wenn du mich oral stimulierst.« Sagen Sie: „Bitte steck mir die Finger in die Vagina, wenn du meine Klitoris leckst.«*

ZEIGEN SIE'S IHM

Manchmal ist eine kleine Demonstration besser als tausend Worte. Nehmen Sie seine Hand, führen Sie sie über ihren Körper und sagen Sie ihm, wo und wie er Sie berühren soll.

Demonstrieren Sie ihm an seiner Fingerspitze, welches Zungenspiel Sie von ihm beim Cunnilingus an Ihrer Klitoris erwarten. Bitten Sie ihn dann, Ihnen an Ihrem Finger zu demonstrieren, wie er sich Fellatio wünscht.

GEHEIMTIPP: *Machen Sie ein sexy Rollenspiel aus der Demo: Tun Sie so, als wären Sie beide jungfräulich und müssten erst voneinander lernen, wie dies und das geht.*

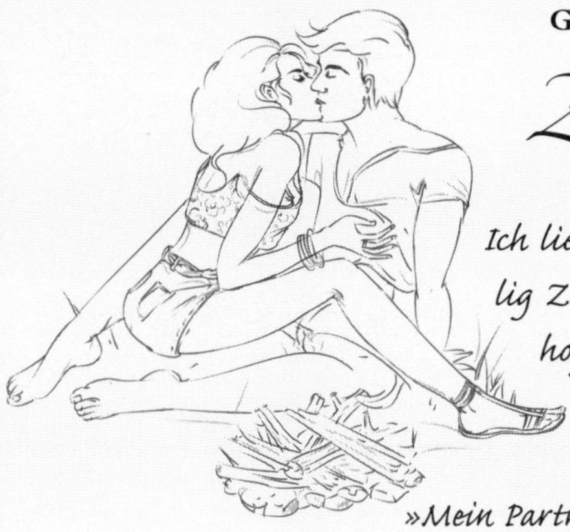

GEHEIME BEKENNTNISSE

Zeuge werden

Ich liebe Geschichten, in denen Menschen unfreiwillig Zeugen eines Liebesakts werden – was sie dann hoffnungslos antörnt. Hier zwei meiner Lieblingsstorys:

»Mein Partner und ich waren auf einem Zeltplatz und saßen abends beim offenen Feuer. Wir sahen ein anderes Pärchen, das in sein Zelt ging und die Sturmlampe darin anzündete. Das hatte den erstaunlichen Effekt, dass die Zeltplane wie eine Leinwand für Schattenspiele wirkte. Man sah die Silhouette der Körper der beiden, die sich küssten und anfingen, Liebe zu machen. Es war, als würden wir einen Erotikfilm sehen – wir konnten den Blick einfach nicht abwenden. Mein Freund zog mich eng an sich, küsste meinen Nacken und streichelte meine Brüste. Es war fantastisch. Ich schäme mich zuzugeben, dass wir zugeschaut haben bis zum Höhepunkt der beiden. Dann machten wir selbst Liebe. Es war aufregend wie nie.«

»Als Kamerafrau hatte ich einmal den Auftrag, bei einem Tantrasex-Workshop zu filmen. Ich wollte die Sache ganz cool und professionell angehen – es ist ja mein Job, als unbeteiligter Beobachter zu filmen, was vor meiner Linse ist. Doch leichter gesagt als getan. Es ging ziemlich zahm los, die Teilnehmer massierten sich oder tanzten, doch zuletzt stand ich filmend zwischen acht nackten Paaren in den aufregendsten Stellungen. Am liebsten hätte ich die Kamera fallen lassen und mitgemacht. Ich hätte nie gedacht, dass mich ein solcher Anblick so anmacht. Mit Stolz muss ich sagen, dass ich meine Professionalität bewahrte, doch nach dem Dreh eilte ich nach Hause und vernaschte meinen verdutzten Liebsten.«

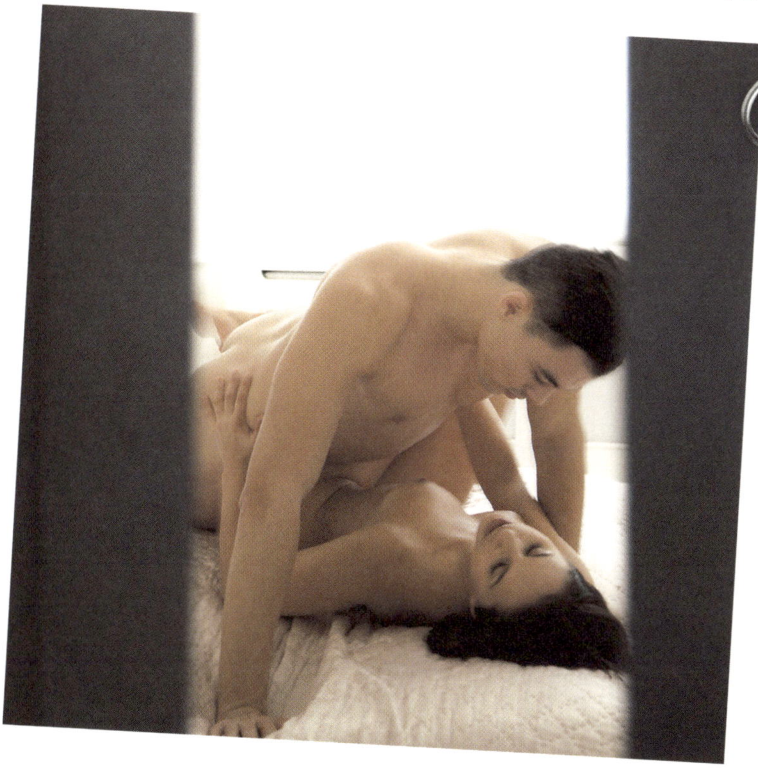

… Heimlicher Voyeur

VERBORGENE HOTSPOTS

Für ein explosives Vorspiel müssen Sie die »heißen Punkte« Ihres Partners kennen – und Ihre eigenen. Übergehen wir die bekannten erogenen Zonen und suchen wir die verborgenen. Beginnen wir mit einem Klassiker, von dem die meisten gehört haben, den aber viele noch immer für eine Legende halten:

DER G-PUNKT

Sie finden Ihren G-Punkt am besten, wenn Sie sehr erregt sind, denn er schwillt dann leicht an. Um ihn zu erreichen, schieben Sie den gut mit Gleitmittel befeuchteten Finger in die Scheide und tasten die vordere Wand (an der Bauchseite) ab, bis Sie eine rund-ovale erhöhte oder rauere Stelle spüren. Nicht bei allen Frauen hebt sie sich deutlich ab, manche empfinden das ganze Gebiet der vorderen Wand als reizempfindlich. Massieren Sie die Stelle mit mehr oder weniger starkem Druck.

Als mein Liebster meinen G-Punkt zum ersten Mal berührte, meinte ich, sofort urinieren zu müssen. Eine völlig normale Reaktion, denn der G-Punkt liegt nahe der Harnröhre; auch klang der Impuls rasch ab. Ergeben Sie sich einfach dem Gefühl, wenn der G-Punkt stimuliert wird, und seien Sie nicht enttäuscht, denn manche Frauen spüren gar nichts, andere finden es angenehm, aber nicht sensationell, einige erleben einen starken Vaginalorgasmus und bei gleichzeitiger Stimulation der Klitoris oft auch eine Ejakulation (siehe Seite 111).

DER A-PUNKT

Ich brauchte die Hilfe meines Partners, um ihn zu finden, denn er liegt hoch oben an der inneren Scheidewand. Wiederholtes Stimulieren des Punkts steigert die Chancen auf einen Vaginalorgasmus. Bitten Sie Ihren Liebsten, ein oder zwei befeuchtete Finger bis zur Cervix (Gebärmutterhals) vorzuschieben und leiten sie ihn mit »noch tiefer«, »mehr nach rechts« zu der Stelle, die Ihnen am empfindlichsten scheint. Auch hier sollten sie zuvor stark erregt sein.

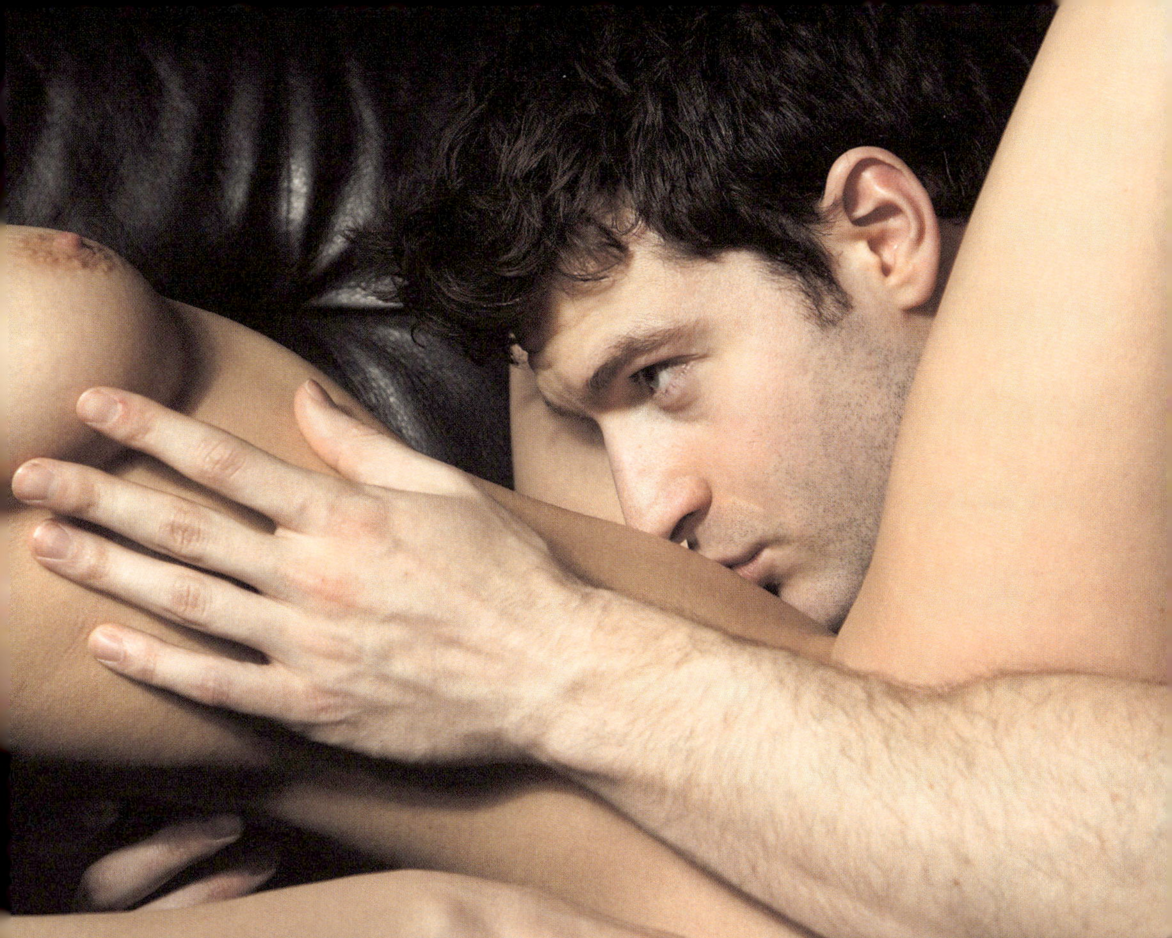

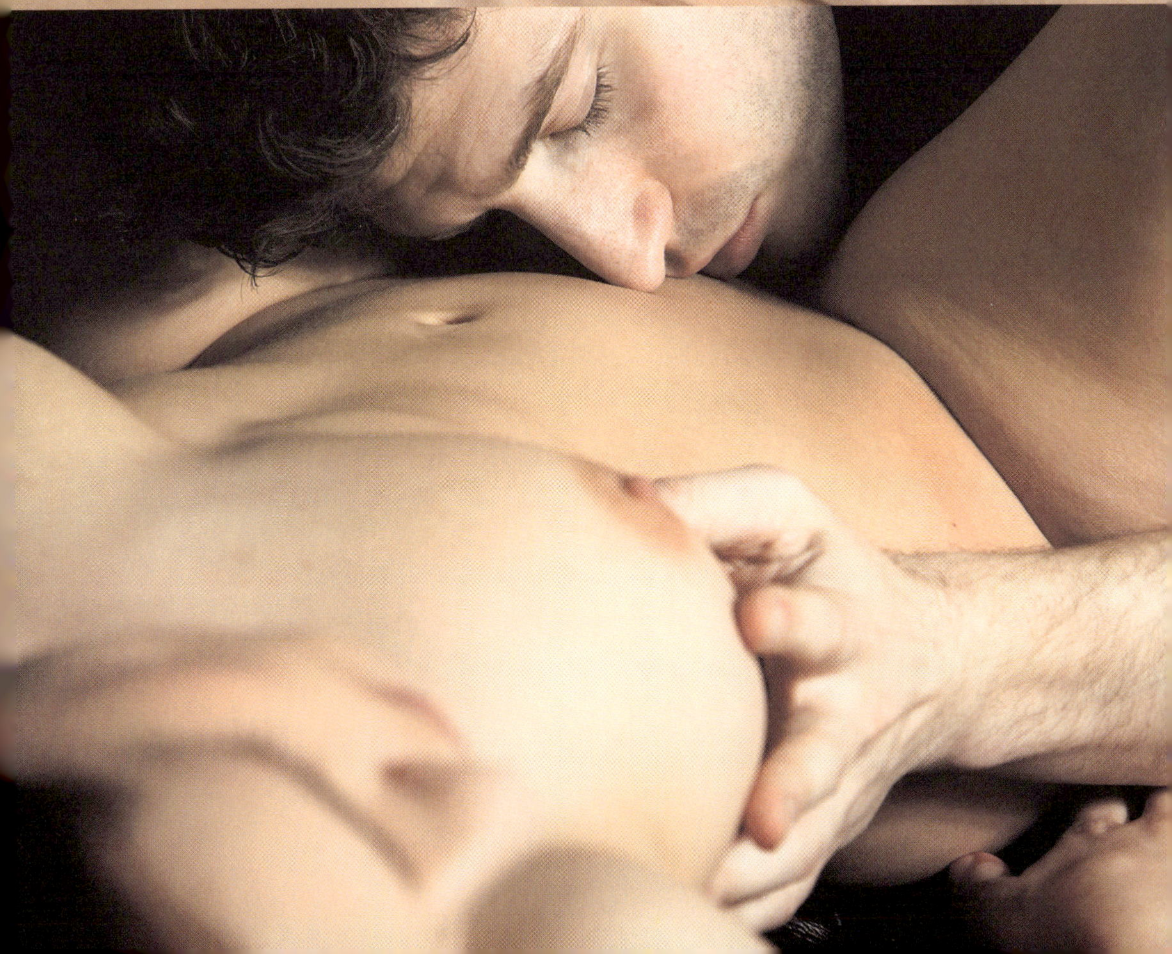

Gönnen Sie sich einen Godemiché, Dildo oder Vibrator mit einer gebogenen Spitze, der besonders dafür gedacht ist, den G-Punkt (aber auch den A-Punkt) zu stimulieren.

DER CUL-DE-SAC

Die auch mit ihrem französischen Namen nicht sehr erotisch klingende »Sackgasse« liegt am Ende der hinteren Vaginalwand unter der Cervix. Der Bereich ist von empfindlichen Nerven durchzogen und Frauen können aus seiner Stimulierung großes Vergnügen ziehen – vorausgesetzt, sie sind bereits stark erregt und kurz vor dem Höhepunkt. Zeigen sie ihrem Partner wie er ihren Cul-de-sac erkunden kann.

Wenn es soweit ist, bitten Sie Ihren Partner, seinen Finger entlang der hinteren Vaginalwand so tief wie möglich einzuführen, bis er eine Stelle berührt, die Sie nach Luft schnappen lässt. Genießen Sie dann die Empfindungen in vollen Zügen, wenn er mit dem Finger über die Stelle streicht.

GEHEIMTIPP: *Legen Sie sich Kissen unter den Po, damit das Becken angehoben ist. Ihr Liebster hat dann besseren Zugang. Oder setzen Sie sich an die äußerste Bettkante und lehnen Sie sich zurück.*

DER U-PUNKT

Der U-Punkt ist bei ihm und ihr leicht zu finden, denn es ist der Ausgang der Harnröhre (Urethra). Bei der Frau liegt er direkt unterhalb der Klitoris, bei ihm in der Mitte der Penisspitze.

Da beide Geschlechter den Punkt haben, können Sie ihn gegenseitig stimulieren, indem sie mit der Fingerkuppe (oder der Zungenspitze) kreisende Bewegungen darüber beschreiben. Sorgen Sie aber für reichlich Gleitmittel.

GEHEIMTIPP: *Bedecken Sie die Klitoris mit der Hand, während er Ihren U-Punkt stimuliert. So sind Sie sicher, dass Ihre sinnlichen Empfindungen wirklich vom U-Punkt ausgehen.*

DER P-PUNKT

Der P-Punkt ist sozusagen der G-Punkt des Mannes. Das P steht für Prostata (Vorsteherdrüse). Diese Drüse liegt unterhalb der Blase und umschließt die Harnröhre. Ihre Stimulierung verschafft ihm einen intensiven Orgasmus.

Es gibt zwei Möglichkeiten den Punkt zu reizen: Entweder äußerlich, indem Sie mit der Fingerkuppe kräftigen statischen, pulsierenden oder reibenden Druck auf seinen Damm (Perineum) ausüben, etwa in der Mitte zwischen Hoden und Anus. Intimer und intensiver ist die Stimulierung durch die Darmwand. Schieben Sie den sehr gut gleitfähig gemachten Finger 5–8 cm tief in den Darm, suchen Sie zur Bauchseite hin eine Stelle, die sich anders anfühlt als das umgebende Gewebe und üben Sie Druck darauf aus. Ihr Liebster wird Sie durch seine Reaktion wissen lassen, ob Sie den Punkt erreicht haben. Fragen Sie ihn vorher, was er lieber mag. Wichtig: kurze Fingernägel, saubere Hände und viel Gleitmittel! Trockene Reibung ist unangenehm und törnt ihn definitiv ab.

GEHEIMTIPP: *Stimulieren Sie mit der freien Hand seinen Penis, während Sie den P-Punkt reizen. Noch toller ist es für ihn, wenn Sie ihn dabei fellieren (ihm einen blasen).*

DER F-PUNKT

Der F-Punkt meint das Frenulum (Vorhautbändchen) des Mannes, das sich an der Unterseite des Penis unter der Eichel (Glans) befindet, und erst hervortritt, wenn die Vorhaut zurückgestreift ist. Die Stelle ist sehr empfindlich und reagiert auf Stimulierung mit der Fingerkuppe oder der Zunge. Machen Sie mit leichtem Druck kleine kreisende Bewegungen mit der gleitfähig gemachten Daumenkuppe oder züngeln Sie mit der Zungenspitze darüber.

GEHEIMTIPP: *Halten Sie einen Vibrator an das Frenulum – zunächst auf schwächster Vibrationsstufe (er wird sagen, wenn er es stärker wünscht). Bewegen Sie den Vibrator auch auf und ab über den Schaft.*

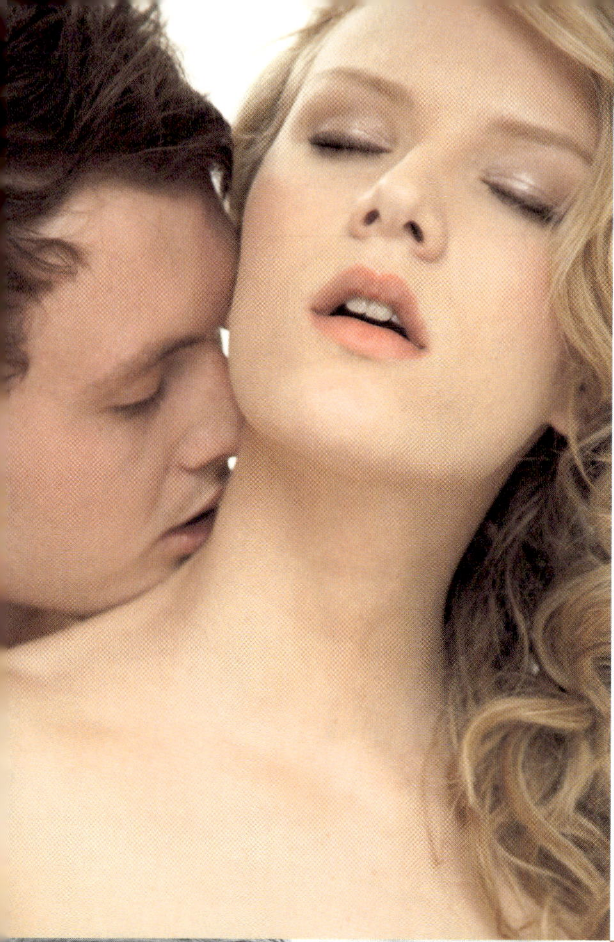
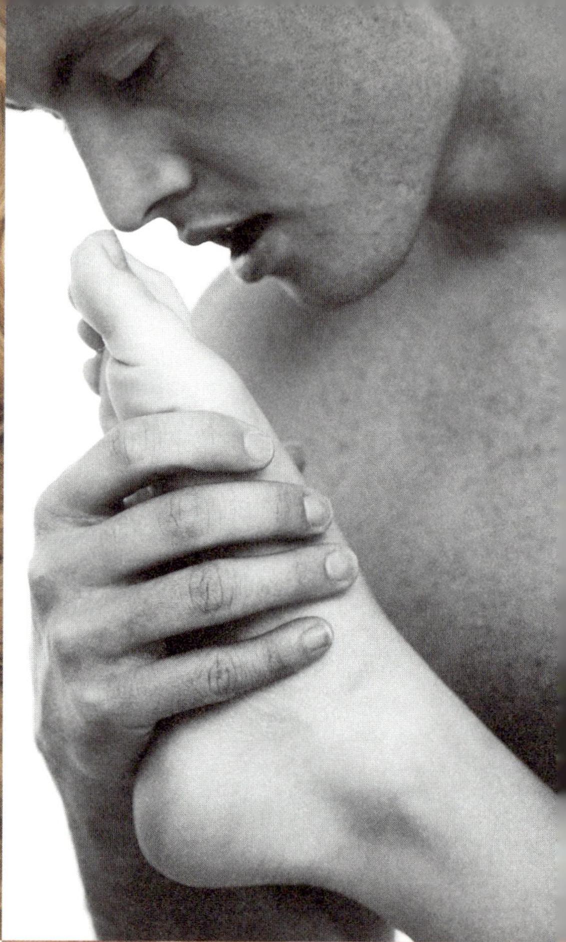
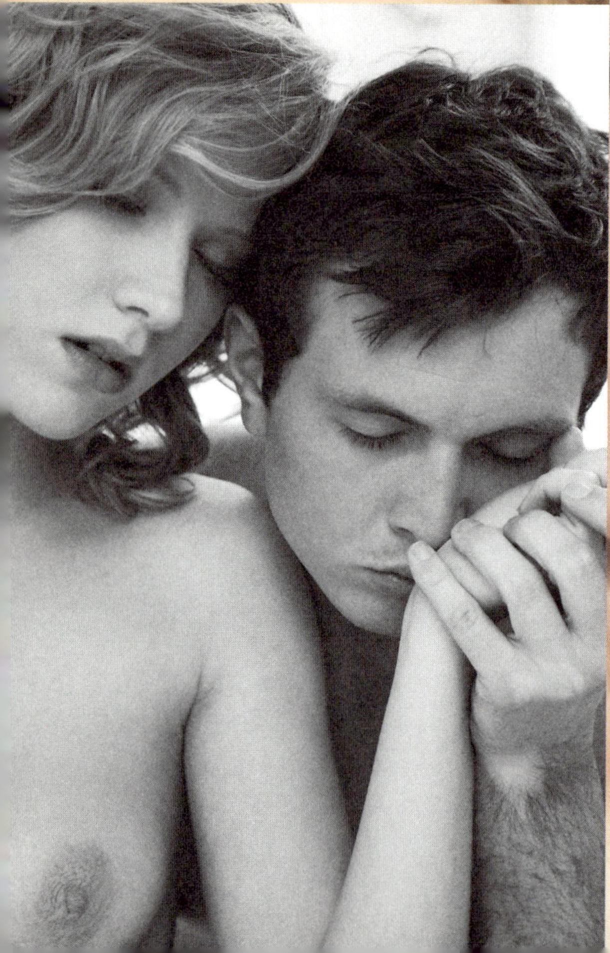
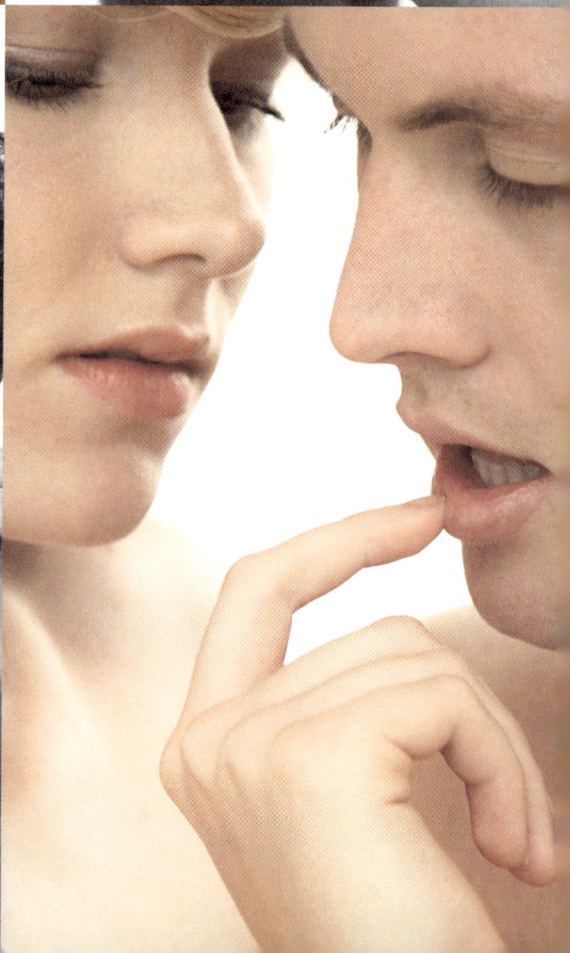

GEHEIMNISSE …
der erogenen Zonen

- **NACKEN NECKEN** Ich liebe es ohne Ende, wenn mein Liebster meine Haare zusammennimmt, hochhebt und meinen Nacken mit zarten Lippenküssen, der Zunge und leicht knabbernden Zähnen verwöhnt.

- **HANDGELENKSKUSS** Bitten Sie ihn um einen anhaltenden Lippenkuss auf die Innenseite der Handgelenke. Dann soll er eine Reihe sanfter Küsse auf die Innenseite des Unterarms bis zur inneren Armbeuge setzen.

- **LIPPENLIEBE** Erinnern Sie ihn, dass Sie außer der Klitoris auch sehr reizempfängliche Labien (Schamlippen) haben, denen er sich mit zarter Hand oder der Zunge widmen kann.

- **ZEHEN ZUZELN** Viele Menschen mögen es sehr, wenn man den großen Zeh zärtlich mit Zunge und Lippen umspielt und wie einen kleinen Lutscher in den Mund nimmt. Tun Sie sich gegenseitig den Gefallen.

- **GEHEN SIE WEITER** Konzentrieren Sie sich beim Oralsex mit ihm nicht nur auf den Penis. Küssen, lecken und beknabbern Sie auch die Hoden und den Bereich dahinter, den Damm.

- **LIPPENDIENST** Seine Lippen sind so empfindlich und berührungssüchtig wie die Ihren. Küssen Sie sie nicht nur, streichen Sie auch sanft mit der Fingerkuppe darüber. Ziehen Sie mit dem Zeigefinger die Linie seiner Lippen nach und stecken Sie ihm dann die Fingerspitze in den Mund – er assoziiert das mit Fellatio und es törnt ihn an.

LEIDENSCHAFT IM TANTRASTIL

Mit Tantra-Techniken können Sie sinnlicheren, intimeren, offeneren Sex erleben. Tantra ist von vielen Legenden umwoben, doch die Rituale und Praktiken sind viel einfacher, als Sie vielleicht glauben. Ich habe sehr von Tantra-Workshops profitiert. Hier einige ganz einfache Praktiken:

DIE TANTRISCHE ANNÄHERUNG

Was das Vorspiel angeht, ist Tantra ein Geschenk für Frauen, denn es geht nicht darum, so schnell wie möglich zum Orgasmus zu kommen. Vielmehr geht es um physische und emotionale Intimität, die langsam zu einem orgastischen Glücksgefühl führt. Man badet in sinnlicher Lust ohne den Druck, zum Höhepunkt kommen zu müssen. Tantra, so sagt man, »gibt dem Sex die Seele zurück«.

Möglicherweise haben Sie, ohne es zu wissen, schon tantrische Erfahrung gesammelt. Denken Sie an herrliche Momente beim Vorspiel oder an eine Vereinigung, bei der Sie mit ihrem Liebsten vollkommen verschmolzen waren. Sie dachten nicht nach, Sie folgten Ihrem Körper und ließen sich von den ausgelösten Schauern durchrieseln. Tantra verschafft solche Momente.

Mir gefällt vor allem, dass mein Partner eine weiblichere Seite des Sex kennenlernte. Er wird zärtlicher und ich kann meine Empfindungen entspannter genießen

BAUEN SIE EIN LIEBESNEST

Tantra lehrte mich, mein Schlafzimmer besser aufzuräumen und auf das Liebemachen zu orientieren: Keine schmutzige Wäsche, kein Fernseher, kein Laptop oder andere Ablenkungen, dafür Kerzen, weiche Decken, Kissen, exotische Düfte wie Zimt und Sandelholz.

GEHEIMTIPP: *Eine meiner Tantralehrerinnen dekoriert ihr Schlafzimmer mit erotischen Gemälden und Fotos. Machen Sie erotische Bilder von sich und Ihrem Geliebten, wenn Sie sich zärtlichem Liebesspiel hingeben.*

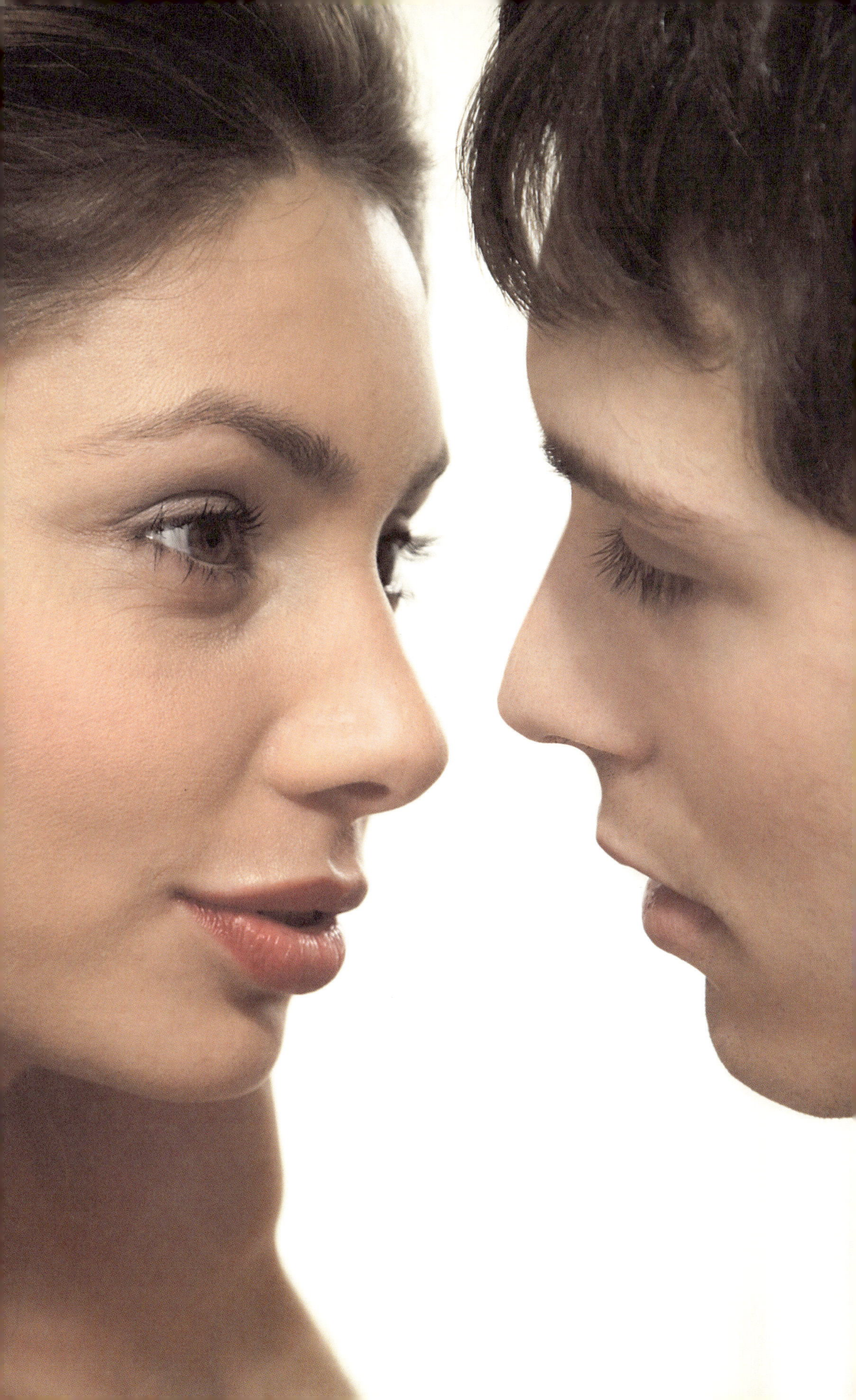

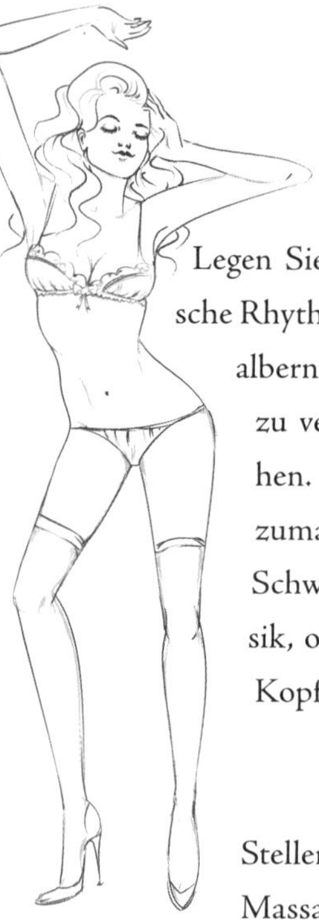

SICH IM TANZ VERLIEREN

Legen Sie einstimmende Musik auf (am besten langsame, hypnotische Rhythmen) und tanzen Sie. Ich gestehe, ich kam mir anfangs recht albern vor, aber freie tänzerische Bewegungen sind ideal, um sich zu verlieren und ganz in seinen Körperempfindungen aufzugehen. Es geht nicht darum, den Partner mit den Bewegungen anzumachen. Ziel ist es, die Gedanken durch die Bewegung zum Schweigen zu bringen. Der Körper reagiert meditativ auf die Musik, ohne bewusst einer Richtung zu folgen, fast wie Yoga ohne Kopfstand und Lotossitz.

SINNLICHE BERÜHRUNG

Stellen Sie die Musik leiser und gönnen Sie ihm eine sinnliche Massage. Verstreichen Sie mit langen, fließenden Bewegungen duftendes, handwarmes Öl auf seinem Körper. Halten Sie stetig Hautkontakt. Anders als bei der erotischen Massage geht es nicht darum, durch gezielte genitale Stimulierung sexuelle Erregung zu erzeugen. Vielmehr soll der ganze Körper als eine einzige erogene Zone erscheinen.

GEHEIMTIPP: *Damit der ganze Körper Ihres Partners vor erotischer Empfindung kribbelt, üben Sie bei der Massage immer weniger Druck aus, bis Sie seine Haut nur noch ganz leicht mit den Fingerkuppen oder den Fingernägeln berühren.*

YAB-YUM-POSITION

Schweben Sie beide in einer Wolke sinnlichen Wohlbefindens, nehmen sie die klassische Tantra-Stellung ein, die man Yab-Yum nennt (eingedeutscht »Mutter-Vater-Position«). Wenn Sie mögen, können Sie später in dieser Stellung Sex machen. Der Mann sitzt mit gekreuzten Beinen auf einer nicht zu weichen Unterlage (eventuell auf einer Decke auf dem Boden), die Frau setzt sich auf seinen Schoß und schlingt ihre Beine um ihn. Halten Sie sich eng umschlungen und genießen Sie das Gefühl der sinnlichen Wärme Ihrer Körper.

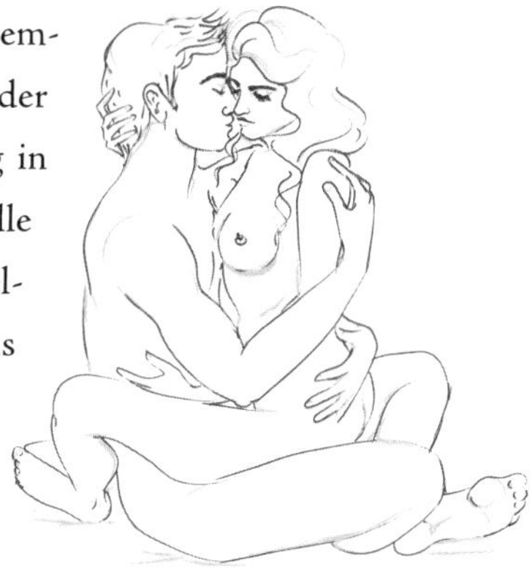

Synchronisieren Sie nun Ihren Atem, indem sie jeweils gleichzeitig durch die Nase ein- und ausatmen. Die Atemzüge sollen zunehmend länger, glatter und fließender werden. Wenn Ihr Atem mit dem des Partners völlig in rhythmischem Einklang ist, stellen Sie sich vor, dass alle Grenzen und Hindernisse zwischen Ihnen wegschmelzen. Der natürliche Fluss Ihres gemeinsamen Atmens trägt Sie zu einem friedlichen Ort der Liebe, wo es nichts zu sagen, zu tun oder zu denken gibt. Sie sitzen nur ruhig in der Gegenwart des anderen. Erregt es Sie, nehmen Sie das Empfinden an und lassen Sie es wachsen, ohne sich gedrängt zu fühlen, die Dinge beschleunigen oder den Partner stimulieren zu müssen.

GEHEIMTIPP: *Kommen Sie in Erregung, dann bewegen Sie das Becken ganz leicht in Bewegungen, wie Sie Ihnen die Intuition eingibt.*

SEELENBLICK

Schauen Sie sich, wenn Sie die Yab-Yum-Position eingenommen haben, zärtlich gegenseitig in die Augen. Starren Sie sich dabei aber nicht krampfhaft an – nehmen Sie den Blick des anderen in entspannter Intimität an. Je entspannter Sie sind, desto näher werden Sie sich fühlen. Wenn sich Erregung aufbaut, stellen Sie sich vor, wie sie von den Genitalien in den Bauch ausstrahlt.

Legen Sie sich gegenseitig die Hände auf die Genitalien und liebkosen Sie sie. Wenn Sie Sex haben möchten, beginnen Sie mit kleinen wiegenden Bewegungen, die Sie mehr und mehr anheizen. Setzen Sie die Beckenbodenmuskulatur ein (siehe Seite 94–95) und schauen Sie sich weiter an.

GEHEIMTIPP: *Tantrischer Kuss: Legen Sie die Lippen bei leicht geöffnetem Mund aufeinander, sodass Ihre Münder versiegelt sind und atmen Sie so, dass jeder Partner den Atem des anderen aufnimmt.*

SENSATIONELLE HANDARBEIT

Manuelle Stimulierung kann für den aktiven wie den passiven Partner sehr erregend sein. Allerdings müssen beide bereit sein, dem Partner Feedback und Anweisung zu geben. Und bedenken Sie: Ein schnelles Ergebnis ist nicht unbedingt das beste.

GEHEIMTIPP: Ein Freund erzählte mir, dass die meisten Frauen einen von zwei Fehlern machen, wenn sie den Penis eines Mannes manuell stimulieren. Entweder sie berühren ihn nur leicht wie eine Feder oder sie packen zu kräftig zu. Beginnen Sie mit leichtem Druck, den Sie steigern, bis sein Feedback Ihnen sagt, dass Sie es richtig machen.

DIE RICHTIGE HALTUNG

Vielleicht denken Sie nicht darüber nach, welche Haltung Sie einnehmen, wenn Sie sich dem Penis des Partners widmen, aber es hat großen Einfluss auf seine Empfindungen. Und Sie müssen in der Haltung eine Zeitlang verharren und möglichst beide Hände frei haben. Versuchen Sie es so:

- Sie kauert oder liegt zwischen seinen Beinen auf dem Bett, er lehnt sich zurück.
- Sie kniet zwischen seinen Beinen, er sitzt auf einem Stuhl.

Oder, wenn Sie's etwas verruchter mögen:

- Sie steht hinter ihm und schiebt ihre Hand in seine Hose
- Sie kniet so über seiner Brust, dass ihr Kopf zu seinen Füßen weist.

VERSCHIEDENE HANDBEWEGUNGEN

Die ersten Bewegungen sollten neckend sein. Ziehen Sie die Fingerspitzen sanft über den Schaft und die Hoden. Richtet sich das Glied langsam auf, umfassen Sie es fester mit der Hand, die Sie auf und ab bewegen. Es empfiehlt sich, Gleitmittel oder Speichel auf die Hand zu geben, das erinnert an die warme, schlüpfrige Berührung der Vagina.

Hat er eine solide Erektion, verschränken Sie die Finger beider Hände und nehmen den Penis zwischen Ihre Handflächen. Ihre aufgerichteten Daumen liegen parallel an der Unterseite des Schafts. Wenn Sie die Hände nun auf und ab bewegen, drücken die Daumenballen auf den Schaft und das Frenulum (siehe Seite 59).

Oder: Umfassen Sie die Peniswurzel mit der einen Hand, während Sie mit den gut mit Gleitmittel benetzten Fingerkuppen der anderen die Eichel mit raschen, halbkreisförmigen Bewegungen stimulieren (als wäre die Eichel eine Zitrone, die Sie auf der Presse ausdrücken – doch seien Sie sanfter!).

Oder: Schließen Sie Zeigefinger und Daumen beider Hände um das Glied des Partners zum Ring (vorher gut mit Gleitmittel einreiben!) und bewegen Sie es mit entgegegengesetzten Drehbewegungen. Haben Sie diesen Bogen erst mal raus, bewegen Sie die Ringe gleichzeitig behutsam auf und ab.

Wenn Sie ihn bis zum Orgasmus masturbieren, fragen Sie ihn, was er mag – rasche Reibung, pulsierenden Druck, keine Bewegung?

HANDREICHUNG SEINERSEITS

Sagen Sie ihm, dass Sie auch seine Hände gerne spüren. Die meisten Frauen bekommen durch richtige manuelle Klitorisstimulation einen Orgasmus. Schon deshalb sollten Sie ihn lehren, welches die richtige Technik für Sie ist, etwa indem Sie ihn zuschauen lassen, wenn Sie masturbieren, oder legen Sie Ihre Hand auf die seine und führen Sie seine Finger. Zeigen Sie ihm auch, wie er Ihren G-Punkt stimuliert (siehe Seite 56).

GEHEIME BEKENNTNISSE

Höhenflug

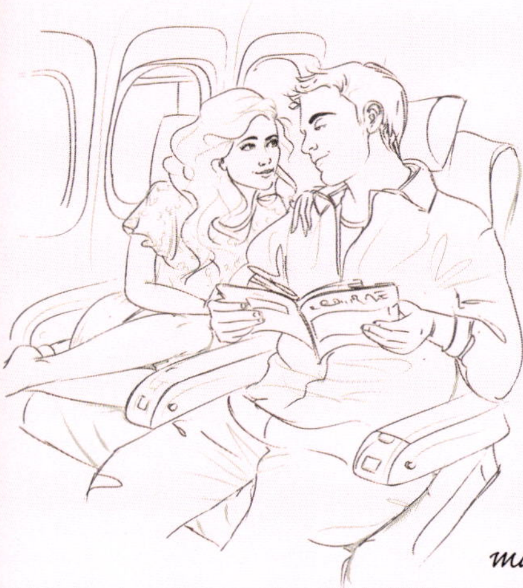

Eines meiner besten sexuellen Erlebnisse hatte ich auf einem Flug von New York nach London. Da ich an Flugangst leide, war ich wenig erfreut, dass mein Freund gleich nach dem Take-off einschlief. Es war ein turbulenter Flug, und als er aufwachte, war ich müde und nervös, denn wir waren im Landeanflug, der mir immer die meiste Angst macht. »Ich hab' was für deine Nerven«, sagte er. Ich schaute ihn fragend an. Er reichte mir ein rechteckiges Päckchen, das in schwarzes Seidenpapier gehüllt war. Ich löste die Schleife und sah – ein Buch. Auf dem Umschlag eine nackte Frau, die mit gespreizten Beinen und deutlicher Erregung in den Gesichtszügen auf einem Bett lag. Der Titel lautete: »Geschichten für kleine Luder« oder so ähnlich.

Ich schob das Buch schnell wieder in das Papier, damit es keiner sah. Mein Freund, dem meine Verlegenheit auch noch Spaß machte, steckte das Buch in eine geöffnete Zeitschrift und schlug es an einer vorgemerkten Stelle auf. Er brachte seine Lippen ganz nah an mein Ohr und sagte: »Ich werde dir was vorlesen«. Und dann wisperte er mir eine unglaublich obszöne Geschichte von einem Pärchen ins Ohr, das – sinnigerweise – auf einer Flugzeugtoilette Sex hatte. Ich spürte, wie meine Nervosität allmählich verflog und Erregung zunehmend ihren Platz einnahm. Als er zur Klimax der Geschichte kam, war ich feucht vor Erregung. Ich konnte es schier nicht abwarten, mit ihm aus dem Flugzeug zu kommen, um ihn zu küssen und zu berühren. Während wir landeten, zog er die dünne Wolldecke über uns und streichelte mich darunter …

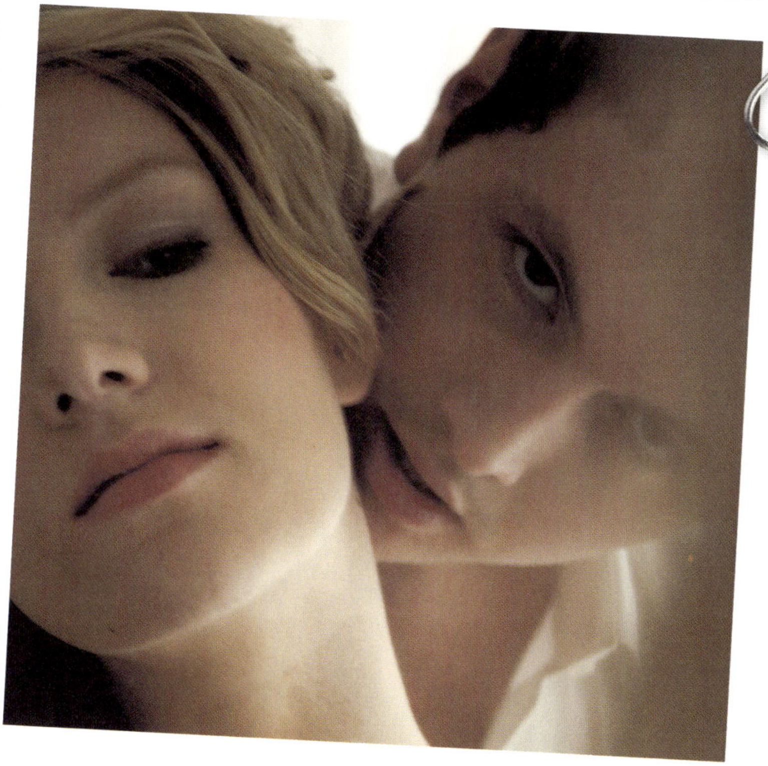

… Sexuelles Abenteuer

ORALSEX ZUM DAHINSCHMELZEN

Für manche Männer ist Fellatio einfach das Größte, handelt es sich doch um heiße, feuchte, gezielte Stimulation. Noch besser, wenn er auch noch sehen kann, wie Ihre Lippen sein bestes Stück umschließen ... Mein Liebster sagt, schon bei dem Gedanken, dass ich ihm einen blasen werde, bekommt er eine Erektion.

Wenn Sie ihm gute Fellatio bieten können, dürfen Sie sicher sein, einen befriedigten, dankbaren Partner an Ihrer Seite zu haben, der bereit ist, sich in gleicher Weise zu revanchieren. Mein Rat: Lernen Sie zu genießen, was Sie tun.

GEBEN SIE MIT LUST

Reden wir nicht drumherum: Oralverkehr ist nicht jederfrau Sache. Sie mögen den Geschmack oder Geruch nicht, fürchten einen Würgereiz, gar zu erbrechen. Was immer es sein mag, es lässt sich überwinden.

Ein schlichter Einstellungswandel kann schon helfen. Denken Sie an die sexuelle Macht, über die Sie verfügen, wenn Sie sich seinem Penis zuwenden: Ein gestandener Mann schmilzt dahin! Oder sehen Sie es als einen Akt der Liebe und des Vertrauens. Im Tantra gilt Mundverkehr als eine Form glückseliger erotischer Meditation – eine Möglichkeit für beide, ganz in sinnlichen Empfindungen aufzugehen.

Schrecken Geruch oder Geschmack Sie ab, blasen Sie ihm einen, wenn er gerade aus der Dusche kommt (oder unter der Dusche). Massieren Sie ihn erst mit duftendem Gleitmittel oder lutschen Sie ein Pfefferminzbonbon. Fürchten Sie den Würgereiz, umschließen Sie den unteren Teil des Schafts mit der Hand und nehmen Sie nur die Eichel in den Mund – sie ist ohnehin am empfindlichsten.

ERREGEN SIE SICH SELBST

Sie machen Ihre Sache besser, wenn Sie selbst durch Vorspiel oder eigene Stimulierung der Klitoris erregt sind. 69 ist natürlich das ultimative gegenseitige Vergnügen – wählen sie dabei die bequeme Seitenlage.

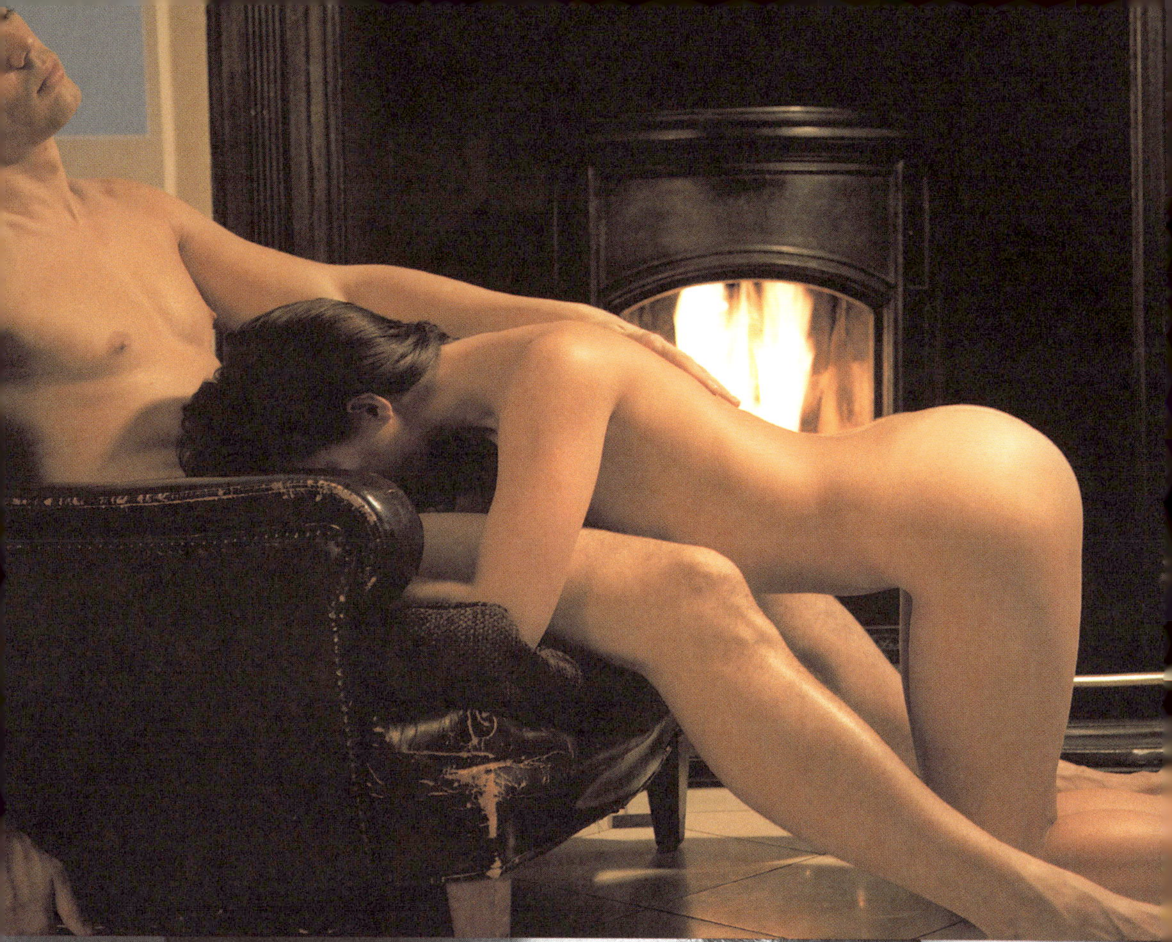
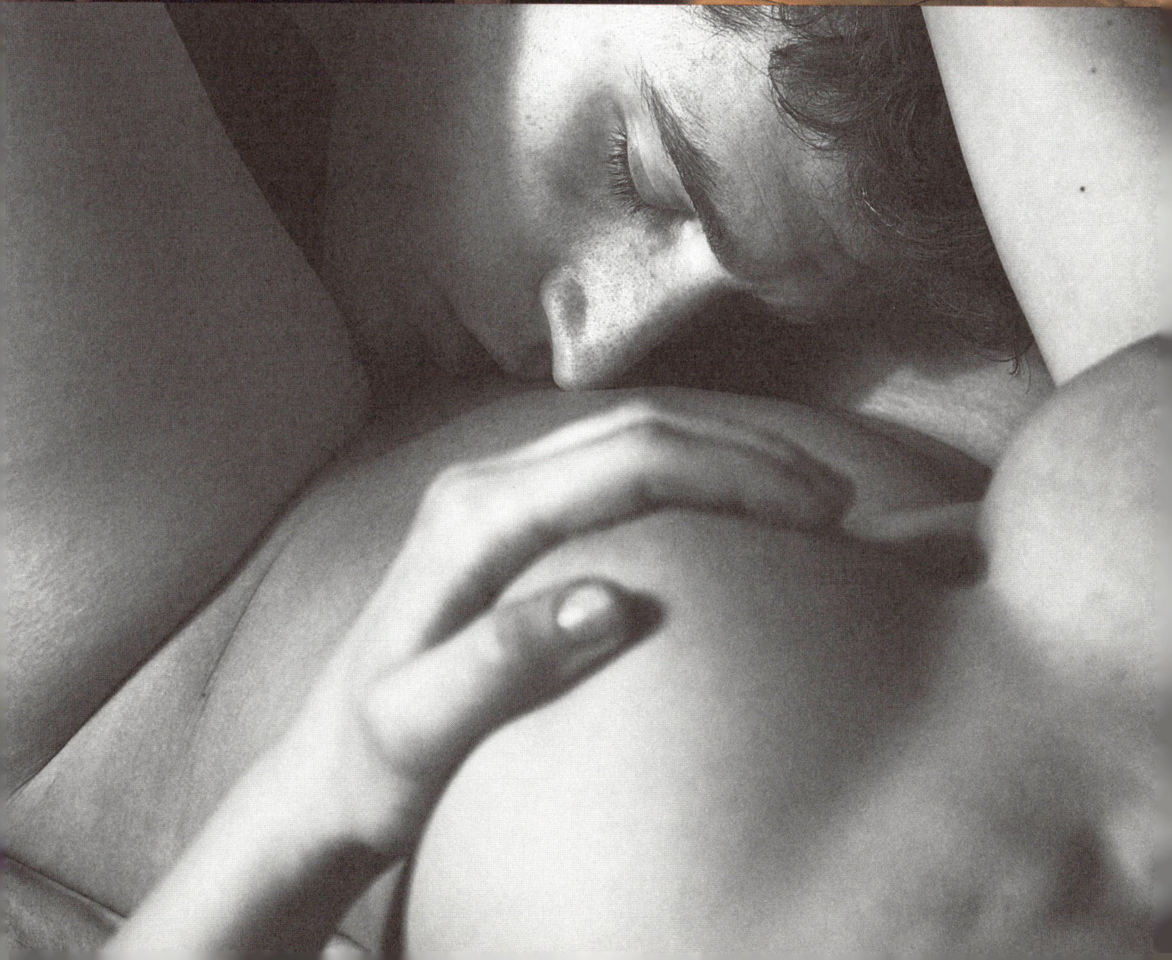

MUNDMASSAGE

Folgendes findet mein Partner immer wieder unwiderstehlich: Ich knie vor ihm, wenn er noch voll bekleidet ist, und umfahre die Umrisslinie seines Penis mit den Fingerspitzen. Dann ziehe ich ihm die Hosen runter und presse meine Lippen auf seine noch vom Slip bedeckten Genitalien. Dass ich so nah dran, aber doch noch fern bin, macht ihn irre an. Nachdem ich ihn von seinem Slip befreit habe, nehme ich sein Glied in den Mund ...

Es ist von Vorteil, wenn sein Penis noch nicht erigiert ist. Sie können ihn dann in voller Länge in den Mund nehmen und die Lippen fest wie einen Ring um die Wurzel schließen (bei einem erigierten Penis kaum möglich). Er hat den zweifachen Genuss, ganz aufgenommen zu sein und zu fühlen, wie er in Ihrem Mund langsam wächst.

Ist sein Penis steif, beginnen Sie mit der eigentlichen Minette: Sie halten den Schaft mit einer Hand an der Wurzel, formen die Lippen um die Mitte des Schafts zu einem »O« und erzeugen mit Mund und Zunge einen leichten Sog. Bewegen Sie den Kopf zunächst mit gleichbleibendem Rhythmus vor und zurück, später können Sie Rhythmus, Bewegung, Geschwindigkeit und Druck variieren.

GEHEIMTIPP: *Machen Sie ihn mit der »Luftdusche« verrückt. Führen Sie Ihren Mund ganz nah an seinem erigierten Glied entlang, ohne es zu berühren, und streicheln Sie es mit dem Hauch Ihres heißen Atems. Warten Sie, bis er bettelt, dass Sie ihn fest in den Mund nehmen. Oder seien Sie grausam und lassen Sie ihn weiter zappeln.*

FELLATIO DER SONDERKLASSE

Streicheln Sie, während Sie ihm einen blasen, seine Hoden, den Damm und Anus und variieren Sie die Bewegungen Ihres Mundes. Lecken Sie mit breiter Zunge entlang des Schafts, als wollten Sie Eis aus der Tüte schlecken; umkreisen Sie die Eichel mit der Zunge, lecken Sie auch über die Hoden; setzen Sie Mund und Hand im Tandem ein. Lassen Sie ihn sehen, was Sie machen (mein Liebester mag es, wenn ich mein langes Haar hochstecke, damit er freie Sicht hat), und schauen Sie ihm in die Augen.

Irrumatio ist eine erregende Variante der Fellatio. Statt seinen Penis aktiv mit Mund und Lippen zu bearbeiten, lässt man ihn in den passiv dargebotenen Mund eindringen. Sie muss dabei knien, er muss vor ihr stehen und ihren Kopf mit den Händen festhalten.

DIE ULTIMATIVE ÜBERRASCHUNG

Viel Aufmerksamkeit wird den Techniken der Fellatio gewidmet, aber das Timing wird kaum beachtet, dabei kann das Überraschungsmoment ein ganz besonderer Kick sein. Mein Liebster mag es, wenn ich ihn an halböffentlichen Orten, wo eine Penetration zu heikel wäre, überraschend felliere. Sie können ihn aber auch zu Hause überraschen, während er gerade über den Steuerunterlagen brütet. Es wird keine Frage sein, was ihm besser gefällt.

DEEP THROAT

»Deep Throat« klingt verheißungsvoll, bringt's aber nicht wirklich (zumindest nach meiner Erfahrung). Um den berühmten Film der 1970er Jahre zu imitieren, legen Sie sich auf dem Rücken aufs Bett und lassen den Kopf über die Kante hängen, damit Mund und Kehle einen langen geraden Tunnel bilden. Er kniet neben dem Bett und dringt langsam in Ihren Mund ein.

Besser und angenehmer ist diese Variante: Verlängern Sie den Mundraum, indem Sie die mit Gleitmittel befeuchtete Hand vor den Lippen zu einer Röhre schließen, die den Penis umfasst, an dessen Eichel Sie fieberhaft saugen.

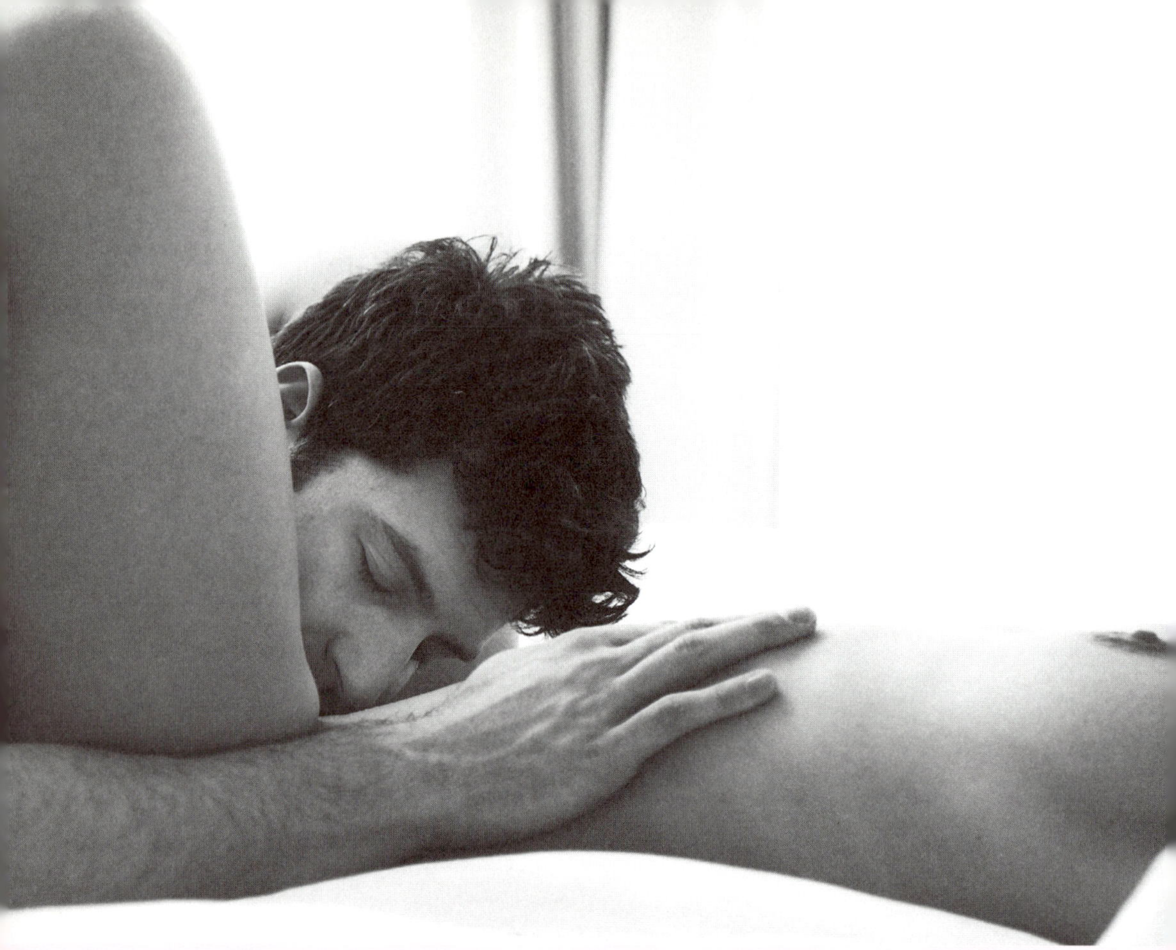

STELLUNGEN FÜR SIE

SIE LIEGEN AUF DEM RÜCKEN UND ER BRINGT SEINEN KOPF ZWISCHEN IHRE BEINE. Diese Stellung ist für beide bequem und entspannend und er kann Ihnen sensationelle Empfindungen verschaffen. Liegt er auf dem Rücken, können Sie sich so auf ihn legen, dass Ihr Rücken auf seinem Bauch ruht und Ihr Geschlecht direkt vor seinem Mund liegt. Wenn Sie auf dem Bauch liegen, können Sie ihm für abgefahrenere Varianten Ihr Geschlecht so darbieten, dass er es von hinten lecken oder auch Pobacken und Anus seine Aufmerksamkeit widmen kann.

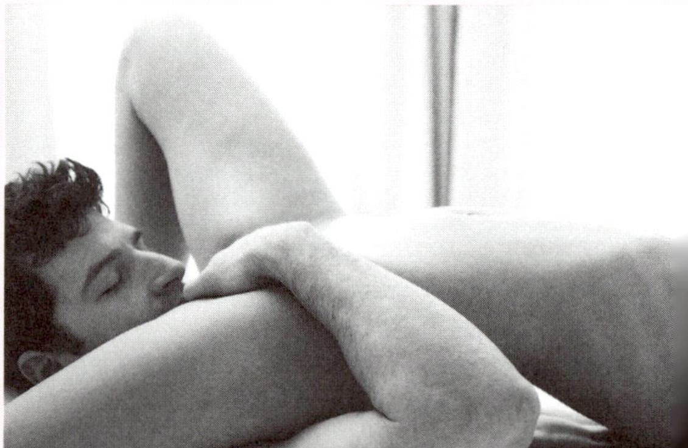

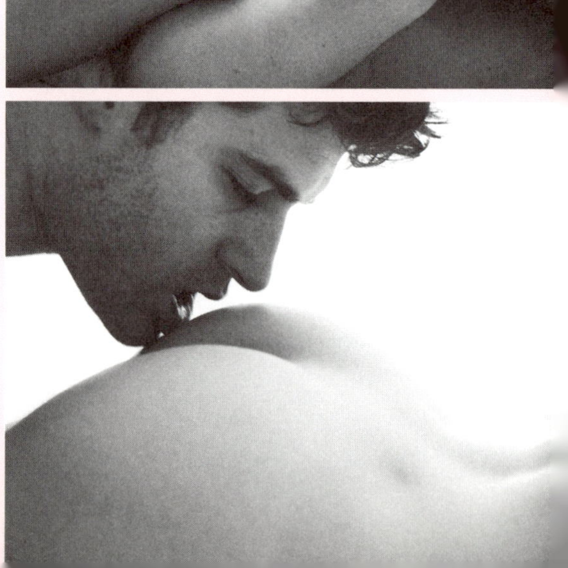

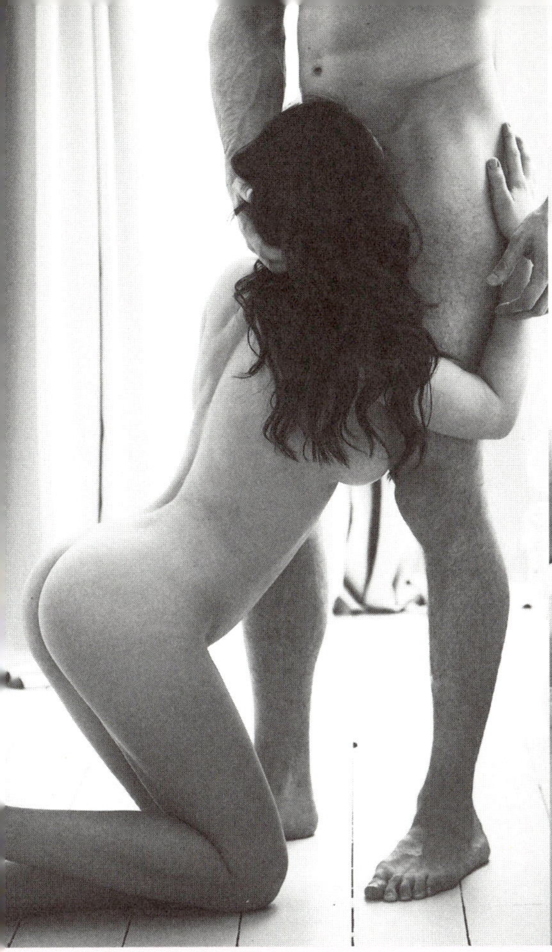

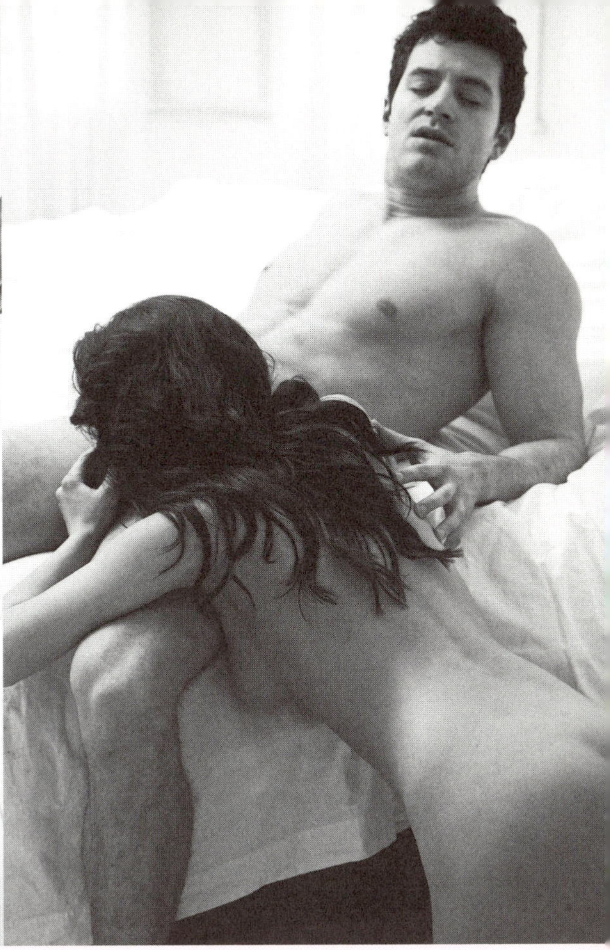

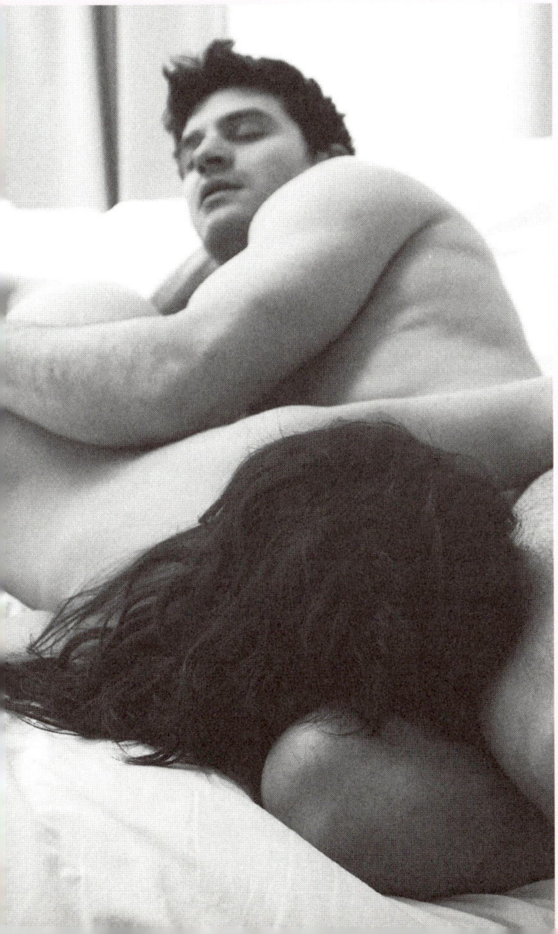

STELLUNGEN FÜR IHN

EXPERIMENTIEREN SIE MIT UNGEWÖHNLICHEN WINKELN: Nehmen Sie ihn beispielsweise von unten oder von der Seite in den Mund oder liegend so, dass Ihr Kopf zu seinen Füßen weist. Sie können auf diese Weise den mit Mund und Zunge ausgeübten Druck auf neue Art variieren. Und die 69 oder Soixante-neuf genannte Stellung bietet Ihnen die Möglichkeit zu gleichzeitiger gegenseitiger Stimulierung.

BLINDE GLÜCKSELIGKEIT

Dem Partner mit einem Seidenschal oder einer Maske die Augen zu verbinden, kann den Sex sinnlicher machen oder – je nachdem, was Sie im Schilde führen – die Grenze zum Perversen streifen. Als Sexspielzeug hat die Augenbinde einen entscheidenden Vorteil: Ihr kann nicht, wie etwa einem Vibrator, die Batterie ausgehen. Und Sie betreten die Welt der sexuellen Überraschungen, der verstärkten Sinnlichkeit und der Unterwerfung. Wenn Sie mögen, können Sie auf einige der Anregungen im Kapitel 4 zurückgreifen.

ÜBERRASCHUNG, SINNLICHKEIT, UNTERWERFUNG

- Überraschung: Sobald Ihre Augen verbunden sind, wird Sex elektrisierend. Wenn der Kontakt zum Körper Ihres Partners abbricht, tappen Sie buchstäblich im Dunkeln und wissen nicht, was kommen wird. Küsst er Ihren Bauch, saugt er an Ihrem großen Zeh, macht er Cunnilingus oder womit wird er Sie überraschen?
- Sinnlichkeit: Wenn man nichts sieht, werden die anderen Sinne schärfer. Klang, Geruch, Geschmack und Berührung nimmt man intensiver wahr. Eine Freundin erzählte mir, dass sein Körper süßer schmeckt, wenn sie eine Augenmaske trägt. Doch auch die Sinne desjenigen, der keine Maske trägt, nehmen intensiver wahr. Sie fühlen sich befreiter, können den maskierten Partner ungehinderter betrachten und Ihre Hemmungen ihm gegenüber leichter ablegen.
- Unterwerfung: Sobald der Partner Ihnen die Augen verbindet, müssen Sie die Kontrolle an ihn abgeben. Er kann Sie necken, entzücken oder quälen, wie es ihm beliebt. Natürlich können Sie Maske oder Schal wegreißen, sollten Grenzen überschritten werden, aber die vertrauensvolle Unterwerfung ist Teil des Spiels. Sich ganz dem Partner und seinen Ideen zu überlassen, kann sehr erotisch sein. Und umgekehrt könnten Sie es sehr genießen, Ihrem Partner die Augen zu verbinden und ihn zu dominieren.

BLIND VOR LEIDENSCHAFT

Nur Ihre Fantasie setzt den Möglichkeiten des Spiels mit verbundenen Augen eine Grenze. Tragen Sie die Maske, können Sie den Körper des Partners mit Händen, Lippen und Zunge erforschen oder ihn bitten, Sie auf ungewöhnliche Weise zu streicheln – mit einem übergestreiften Lederhandschuh, mit einer Feder, einer Perlenkette. Ich versuche gern herauszufinden, was genau es ist, womit er mich berührt. Trägt er die Maske, bereiten Sie ihm Lust, dann »Schmerz«: Küssen und lecken Sie seinen Körper zärtlich und fahren Sie dann mit einen Eiswürfel über seine Brustwarze oder knabbern sie kräftig daran. Wechseln Sie sich beim Tragen der Maske ab. Ich dachte, die Sehende zu sein, sei besser – aber ich täuschte mich: Die Freiheit der Unterwerfung ist herrlich. Gehen Sie auf Forschungsreise, Sie werden neue Seiten Ihres Sexlebens entdecken.

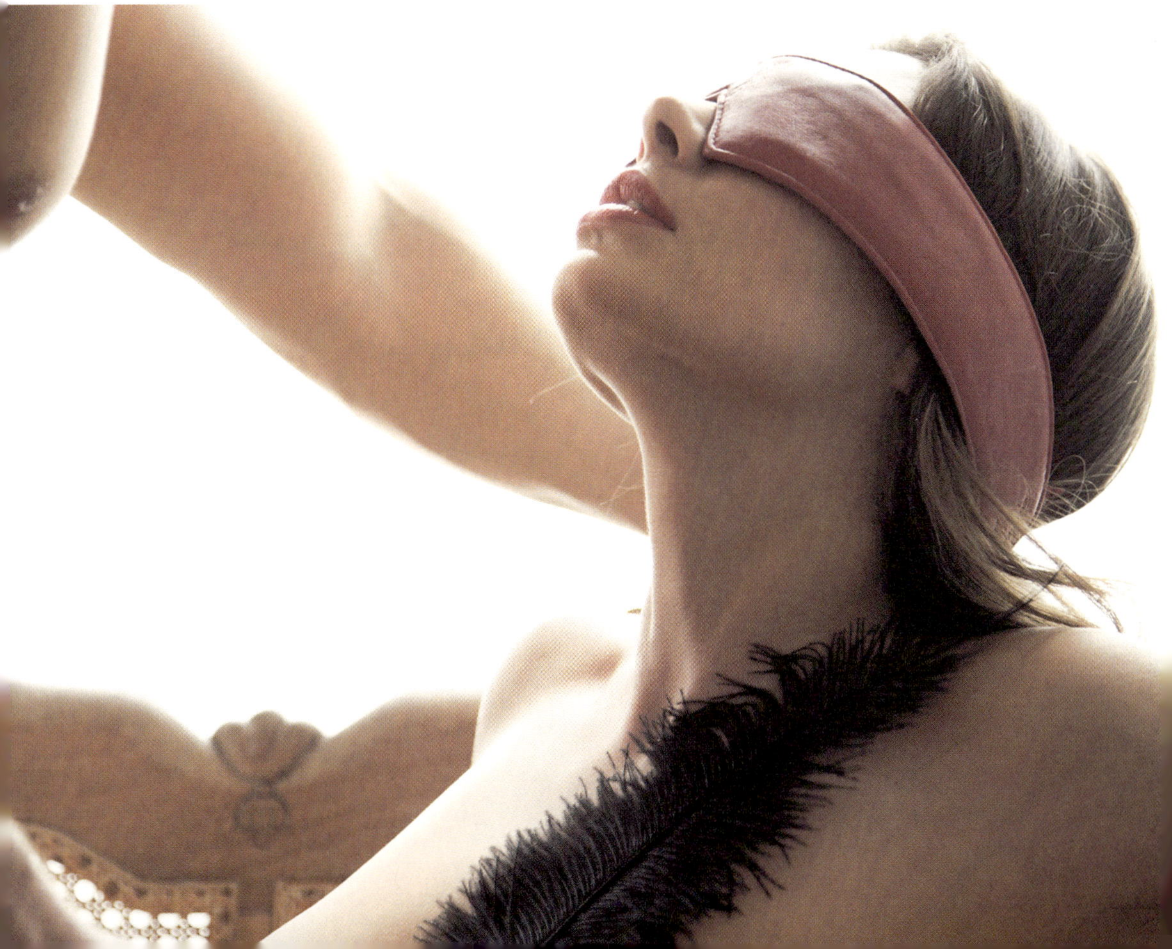

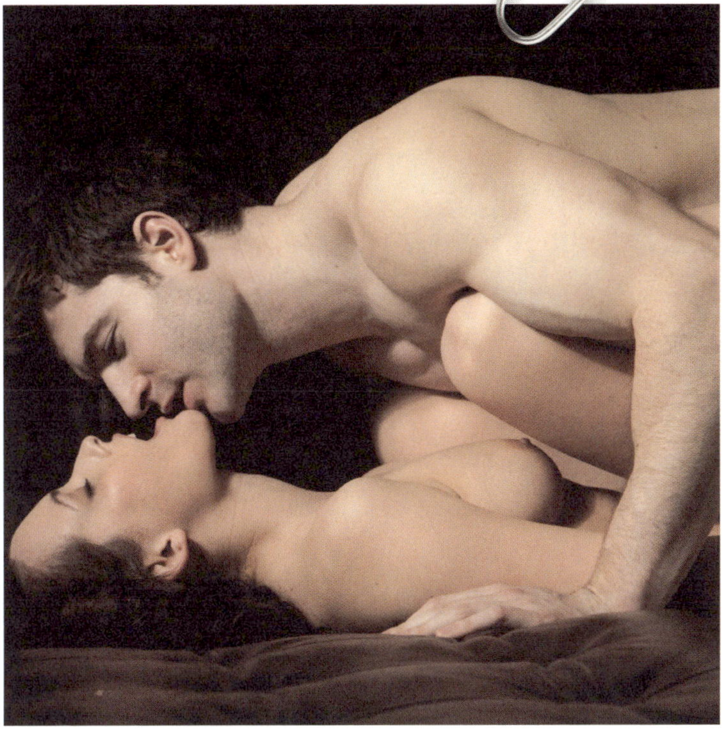

3 Orgasmus

ORGASMUS – IHRER UND SEINER

Ich habe die unterschiedlichsten Orgasmen. Manchmal sind sie anhaltend und intensiv, manchmal kaum spürbar. Je besser ich begreife, wie ein Orgasmus funktioniert, desto größere Kontrolle bekomme ich darüber.

SENSATIONELLE EMPFINDUNGEN

Nicht jeder Verkehr muss zum Orgasmus führen – auch ohne ihn kann Sex eine wundervolle Sache sein. Doch wenn Sie sich vor Lust winden, dann ist er der Höhepunkt, die explosive Lösung der Spannung.

Orgasmen kommen auf unterschiedliche Weise zustande: durch »normalen« Verkehr, Oralsex, Masturbation mit der Hand oder dem Vibrator ... ja, es bedarf nicht einmal des direkten Kontakts mit den Genitalien. Eine meiner Freundinnen gehört zu den Glücklichen, die allein durch Stimulierung ihrer Brustwarzen einen Orgasmus bekommen, und Männer können unfreiwillige Samenergüsse im Schlaf haben.

Die Forschung kam zu dem überraschenden Ergebnis, dass die Orgasmen von Männern und Frauen sich im Effekt ähneln. In den 1970er Jahren sammelte man von männlichen und weiblichen Probanden Beschreibungen ihrer Orgasmen und strich daraus alle geschlechtsspezifischen Begriffe wie Penis, Hoden, Vagina, Klitoris. Dann präsentierte man die Beschreibungen einer gemischten Jury. Ergebnis? Niemand konnte sagen, welche Beschreibung von einem Mann, welche von einer Frau stammte.

Bitten Sie Ihren Liebsten, seine Orgasmen zu beschreiben – und beschreiben Sie ihm Ihre. Sind die Darstellungen bildhaft genug, könnte es sein, dass Sie sich gleich beide die Kleider vom Leib reißen. Hier die Stimmen einiger Freunde:

»Ein plötzlicher Stromstoß – Euphorie, gefolgt von tiefer Entspannung.«
»Anspannungen im ganzen Körper, die sich fantastisch anfühlen.«
»Aufregender Aufbau von Spannung, dann plötzliche Entspannung.«
»Ein tiefes Sehnen, das unstillbar scheint, dann tiefe Befriedigung.«
»Eine Welle, die mich überrollt. Die Zeit steht still.«

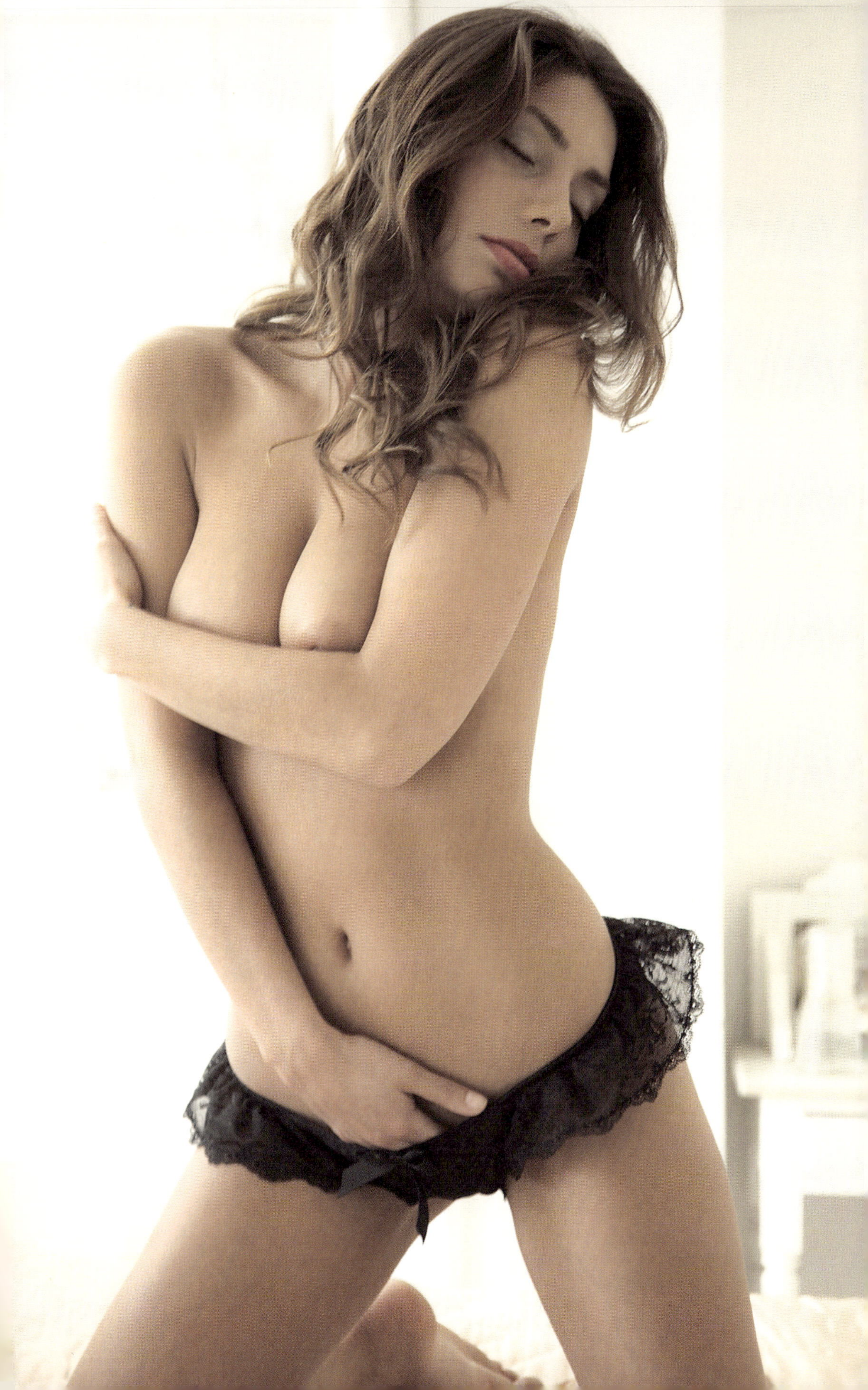

WIE SIE MERKEN, DASS ER KOMMT

Wenn Sie wissen, wie Ihr Liebster sexuell reagiert, können Sie sich ihm anpassen oder ihn zügeln (siehe Seite 98–101). Das sollten Sie über den Orgasmus des Mannes wissen:

- Anders als Frauen erreichen Männer wenige Sekunden vor dem Orgasmus den »point of no return«. Hat er dieses Stadium erreicht, kann er die Ejakulation und den Orgasmus nicht mehr verhindern. Selbst wenn alle Stimulation stoppt, gibt es kein Zurück, kein Halten mehr. Äußere Anzeichen dafür sind: Seine Hoden ziehen sich an den Körper, die Eichel wird dunkler, sein Körper ist angespannt, steif oder zittert; er stöhnt unkontrolliert.
- Hat er eine solide Erektion und es treten Tröpfchen von Präejakulat aus, dann ist er zum Äußersten erregt. Erfährt der Schaft jetzt weitere rhythmische Stimulation, ist der »point of no return« gleich erreicht.
- Bevor er erreicht ist, kann der kritische Punkt hinausgezögert werden. Lesen Sie die empfohlenen Taktiken auf Seite 98–101.

GEHEIMTIPP: *Bitten Sie ihn, einige Tage lang eine Ejakulation (beim Masturbieren oder Verkehr) zu vermeiden. Sein nächster Orgasmus wird deutlich stärker sein.*

DER BESTE WEG ZU IHREM ORGASMUS

Viele Frauen bekommen bei der Selbstbefriedigung und durch Oralsex einen Orgasmus, aber kaum durch Sex mit dem eindringenden Partner. Sollte das auch Ihr Problem sein, schlage ich Folgendes vor:

- Ich lasse ihn erst eindringen, wenn ich sehr stark erregt bin. Bei einem hohen Erregungspegel kommt es zu Kontraktionen des unteren Scheidenabschnitts. Für ihn ist das eine erregende Empfindung und es erhöht meine Chancen, zum Orgasmus zu kommen.
- Je nach der Stellung, die Sie gewählt haben, können Sie sich mit der Hand masturbieren oder ein vibrierendes Spielzeug (etwa einen wie ein Kieselstein geformten Vibrator) zwischen Ihre Körper legen.

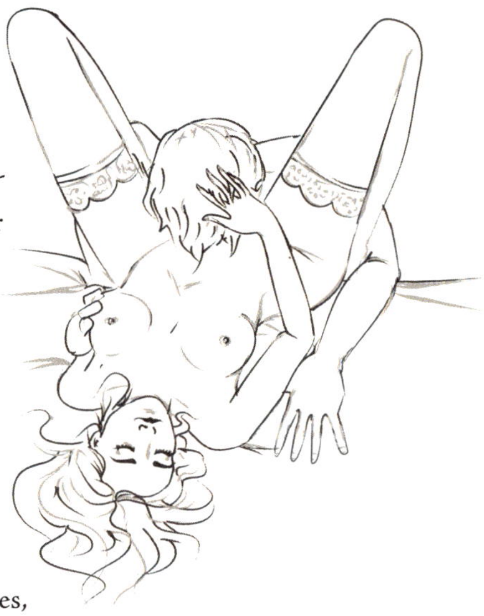

- Gönnen Sie sich einen durch Handarbeit, Vibrator oder Zunge verabreichten Orgasmus, bevor es zum Verkehr kommt – oder danach.
- Finden Sie heraus, bei welchen Stellungen es am besten klappt. Positionen, bei denen die Frau oben ist, haben den Vorteil, dass sie ihre Klitoris an seinem Schambein stoßen oder reiben kann.
- Frauen, die unter Stress stehen, kommen bekanntlich nur schwer zum Orgasmus. Mir hilft es, wenn ich störende Gedanken an nicht erledigte Arbeit ebenso aus meinem Kopf verscheuche wie Befürchtungen, ich könnte nicht attraktiv genug aussehen oder nicht rechtzeitig zum Höhepunkt kommen. Beschäftigen Sie sich damit, den Namen Ihres Liebsten zu murmeln, vor Vergnügen zu stöhnen oder »schmutzige Wörter« auszustoßen.

GEHEIMTIPP: *Je mehr Sie Ihren Orgasmus herbeisehnen, desto ferner wird er bleiben. Machen Sie's umgekehrt: Erwarten Sie nichts – um so besser, wenn unverhofft etwas geschieht!*

SIMULTANE ORGASMEN – SIND SIE'S WERT?

Zusammen mit dem Partner zum Höhepunkt zu kommen, klingt himmlisch, gelingt in der Praxis aber nur selten. Die sexuellen Reaktionen zu synchronisieren, erfordert viel Verständigung und Übung, und man fixiert sich leicht nur auf dieses Ziel. Üben Sie Verzögerungstechniken. Vielleicht haben Sie auch das Glück, dass der Orgasmus des Partners Sie so antörnt, dass er den Ihren auslöst.

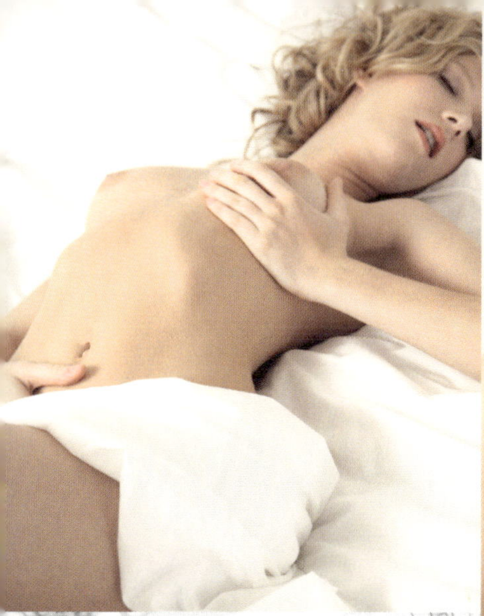
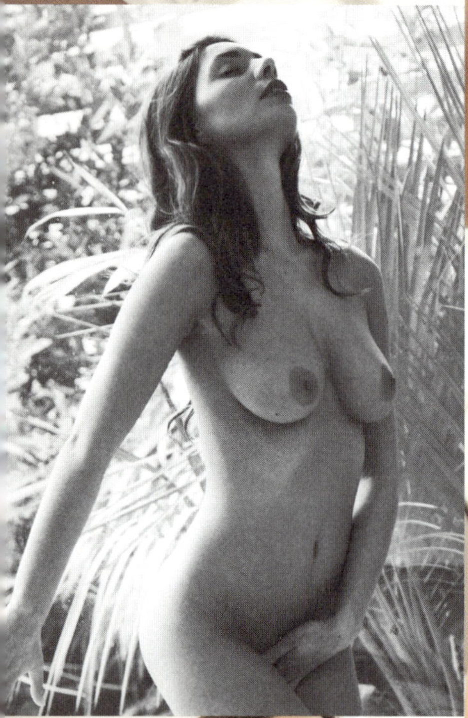
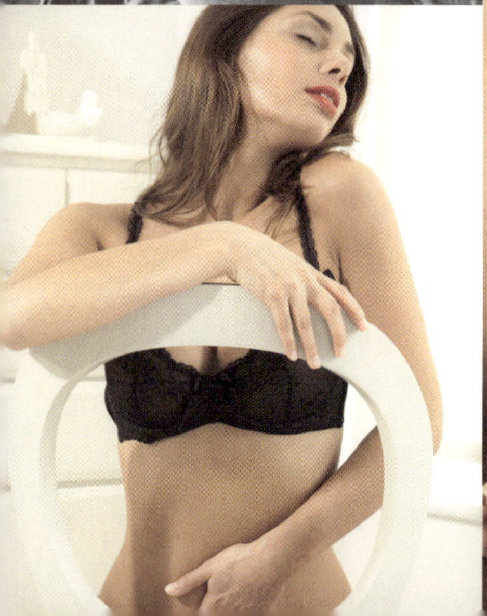
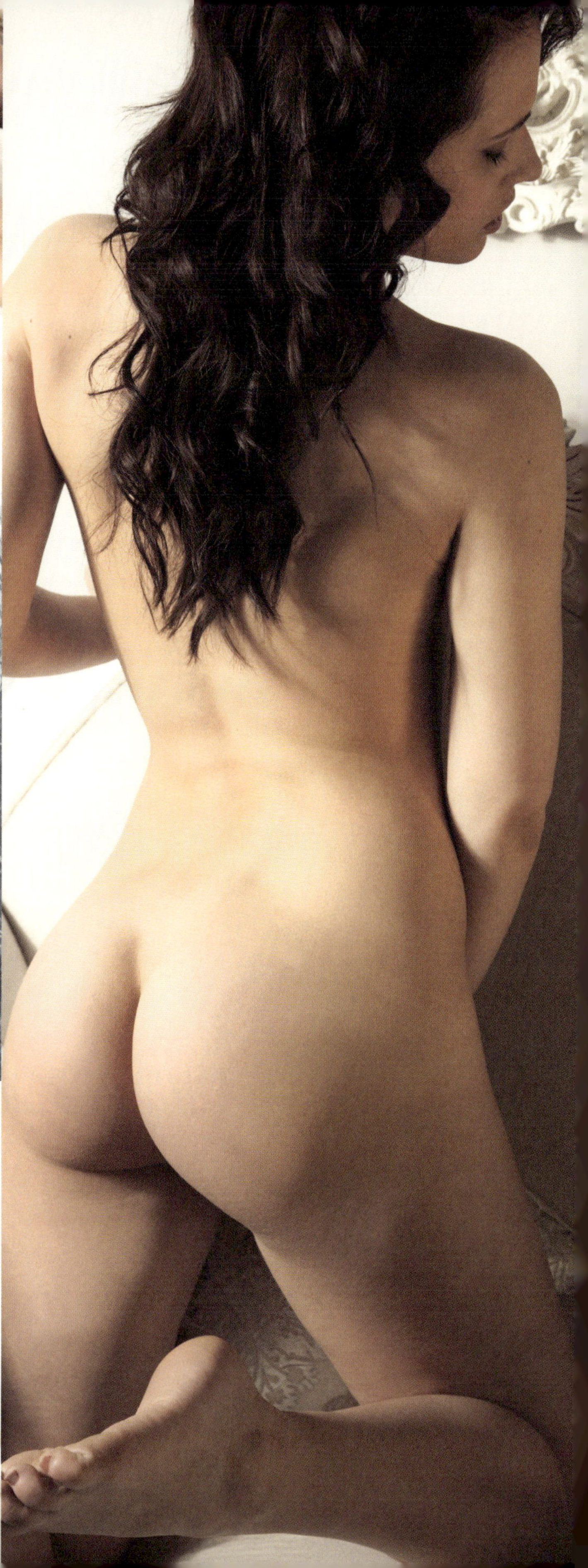

GEHEIMNISSE ...
der Masturbation

✦ **AUSBRUCH AUS DER ROUTINE** Masturbieren Sie in einer anderen Stellung, etwa stehend oder sitzend. Verwenden Sie eine neue Technik: Stoßen Sie gegen ein festes Kissen, pressen Sie rhythmisch die Schenkel zusammen, nehmen Sie die »falsche« Hand.

✦ **DOPPELTE STIMULATION** Massieren Sie den Kopf der Klitoris (die hervorlugende Knospe) mit der einen Hand und führen Sie die Finger der anderen – oder einen Vibrator oder Dildo – in die Vagina ein. Die Reibung stimuliert den unter der Haut verborgenen restlichen Teil der Klitoris, der »erigiert«, wenn Sie erregt sind.

✦ **UMWEG** Stimulieren Sie erst durch Streicheln, Reiben, Pressen oder Zupfen die Labien, ehe Sie sich der Klitoris zuwenden. Die sehr sensitiven Schamlippen werden oft vernachlässigt.

✦ **MACHEN SIE'S ÖFTER** Einst war die »Onanie« so verteufelt, dass man sie auch »Selbstbefleckung« nannte. Heute weiß man, dass Frauen, die masturbieren, sexuell selbstbewusster sind, größere Befriedigung erlangen und leichter zum Orgasmus mit dem Partner kommen, denn sie kennen ihren Körper besser. Masturbation baut Stress ab, löst Menstrualkrämpfe und lässt Sie besser einschlafen. Worauf warten Sie?

✦ **MACHEN SIE'S ELEKTRISCH** Verwenden Sie einen Vibrator. Eine Freundin, die nie zuvor einen Orgasmus erlebt hatte, gestand mir: »Nachdem ich erst einmal herausgefunden hatte, wie sich ein Vibrator-Orgasmus anfühlt, lernte ich auch, wie ich es mit der Hand erreichen kann.«

SEX AUF DER KANTE

Einmal überraschte ich meinen Liebsten mit einer supererotischen, für uns beide orgasmusfreundlichen Position, die wir später weiter variierten. Ich führte ihn wie üblich zum Bett, doch statt mich hinzulegen, wandte ich ihm den Rücken zu und stützte mich an der Bettkante ab ...

SPLIT-LEVEL SEX

Probieren Sie die folgenden Vorschläge aus (es muss nicht die Bettkante sein, ein Waschbecken- oder Badewannenrand, eine Tischkante oder Ähnliches tut's auch).

- Stützen Sie sich nahe der Bettkante auf Knie und Hände. Er steht hinter Ihnen und dringt ein. Das erinnert an die Hündchenstellung (bei der Sie sich auf die Ellenbogen stützen) und hat den Vorteil, dass Sie eine Hand zur Stimulierung der Klitoris nutzen können.
- Sie stehen vor dem Bett auf dem Boden, beugen sich vor und stützen sich mit den Händen oder Unterarmen auf dem Bett ab. Er steht hinter Ihnen, umfasst ihre Hüften und dringt ein. Sex, bei dem Sie beide stehen (oder halb stehen), kann besonders aufregend und lustvoll sein.
- Legen Sie sich mit dem Rücken so auf das Bett, dass sich ihr Gesäß nahe der Kante befindet. Er hebt Sie im Becken an und legt Ihre Beine um seine Hüften (oder er platziert Ihre Waden auf seinen Schultern oder er umgreift Ihre Fußknöchel mit den Händen). Die Stellung ist dramatisch und erotisch. Befindet sich Ihre Vagina in der richtigen Höhe, ist eine sehr tiefe Penetration möglich. Ist das Bett zu niedrig, legen Sie sich Kissen unter.
- Er setzt sich auf die Bettkante und stellt die Füße auf den Boden. Sie setzen sich, das Gesicht ihm zugewandt, auf seinen Schoß und lassen ihn eindringen. Sie können Brust an Brust bleiben oder er legt sich, wenn Sie mehr Bewegungsfreiheit wünschen, auf das Bett zurück. Wenn er diese Stellung einnimmt, können Sie sich auch zwischen seine Beine auf den Boden knien und Penis und Hoden mit Mund und Zunge verwöhnen. Danach kann er Ihnen den Gefallen erwidern.

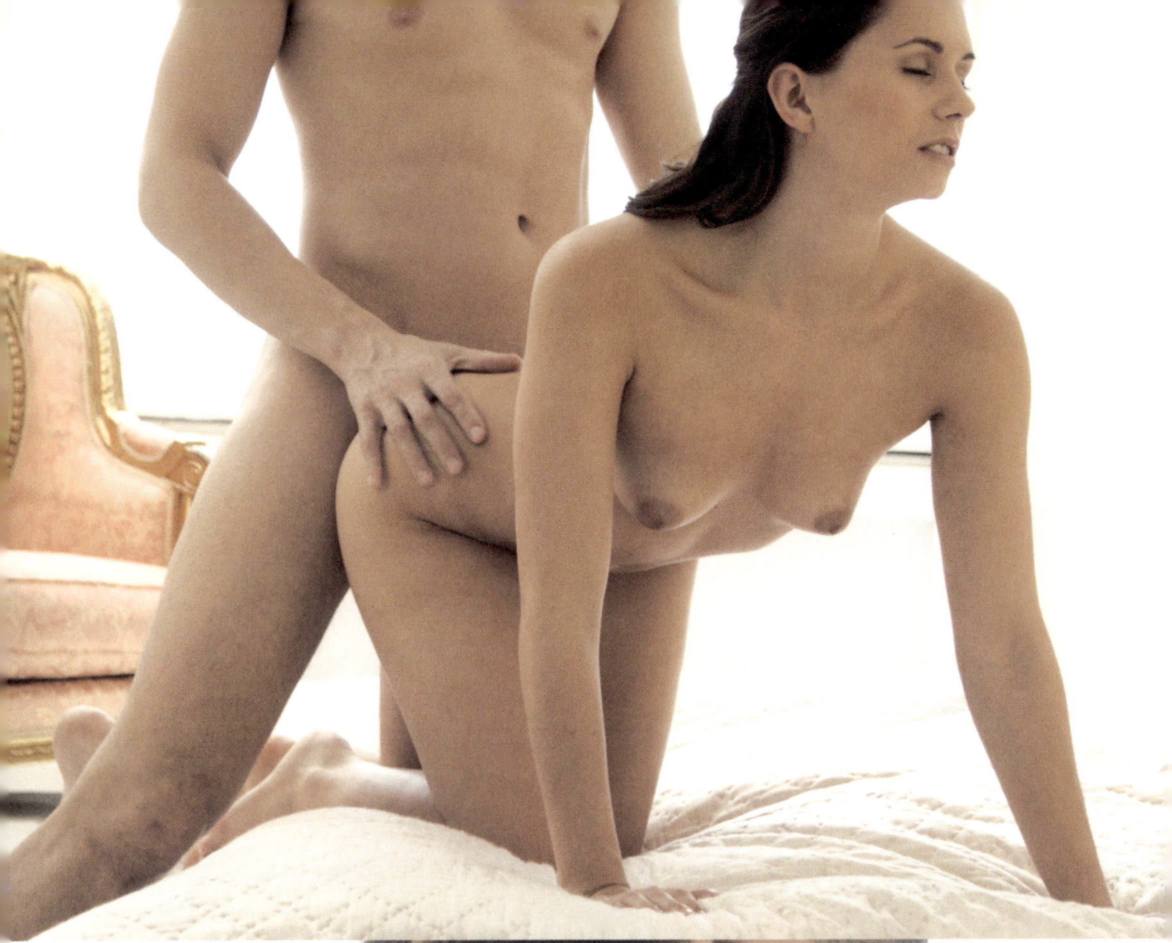

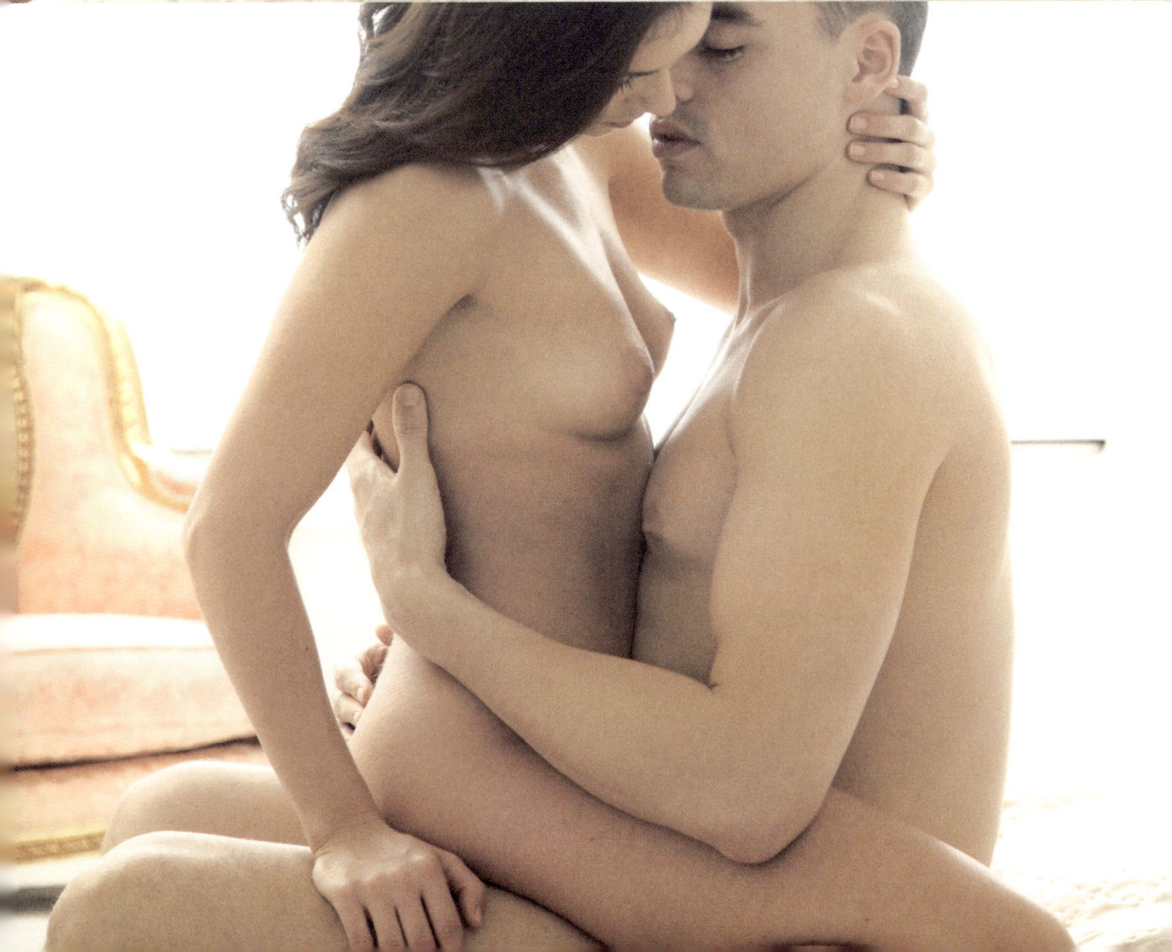

GEHEIME BEKENNTNISSE

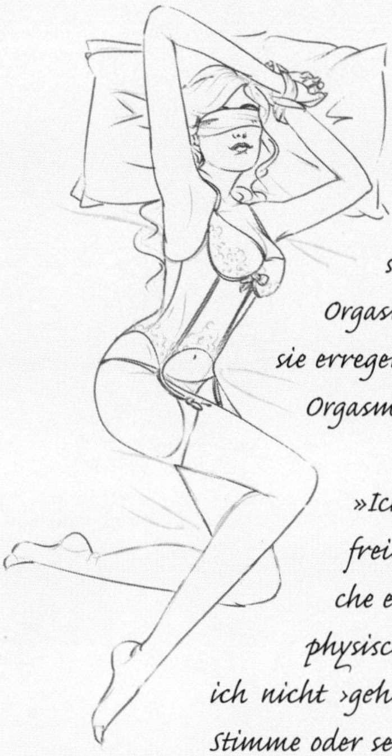

Machtspiele

Einmal fragte ich eine Freundin, warum sie so versessen auf »Machtspiele« mit ihrem Freund sei. Sie schaute mich verdutzt an und sagte: »Na, wegen des Orgasmus.« Sich dem Partner völlig zu unterwerfen, sei für sie erregend wie nichts sonst und führe auch zu extrem guten Orgasmen:

»Ich finde, die Unterwerfung hat etwas unglaublich Befreiendes. Er sagt mir genau, was ich tun soll, und ich mache es. Manchmal unterstreicht er seine Autorität nahezu physisch, droht mir an, mir den Hintern zu versohlen, wenn ich nicht ›gehorche‹. Manchmal ist es nur der strenge Ton seiner Stimme oder seine Körpersprache. Ich empfinde es als sehr erregend, ›artig‹ sein zu müssen. Befiehlt er mir, auf allen vieren herumzukrabbeln, tue ich es mit Wonne. Ich denke dabei nicht, ›Soll ich das wirklich machen?‹, ich tue es einfach und bin ganz hin und weg.

Der große Vorteil der Unterwürfigkeit ist nämlich, dass ich im Zentrum seiner Aufmerksamkeit stehe. Die meisten Leute meinen ja, der Unterwürfige sei der unwichtigere Partner. Tatsächlich bin ich ständig im Mittelpunkt, ich werde unablässig von ihm beobachtet, ich kriege ständig gesagt, was ich zu tun habe. Ich bin der Star in der Manege. Und ich weiß, dass meinen Liebhaber dieses Spielchen sehr anmacht – und Erregung ist ansteckend. Wenn ich weiß, dass er eine Dosis Lust abbekommt, dann schlägt es auf mich zurück. Wir treiben uns zu Höhepunkten der Lust, die Suchtcharakter haben.«

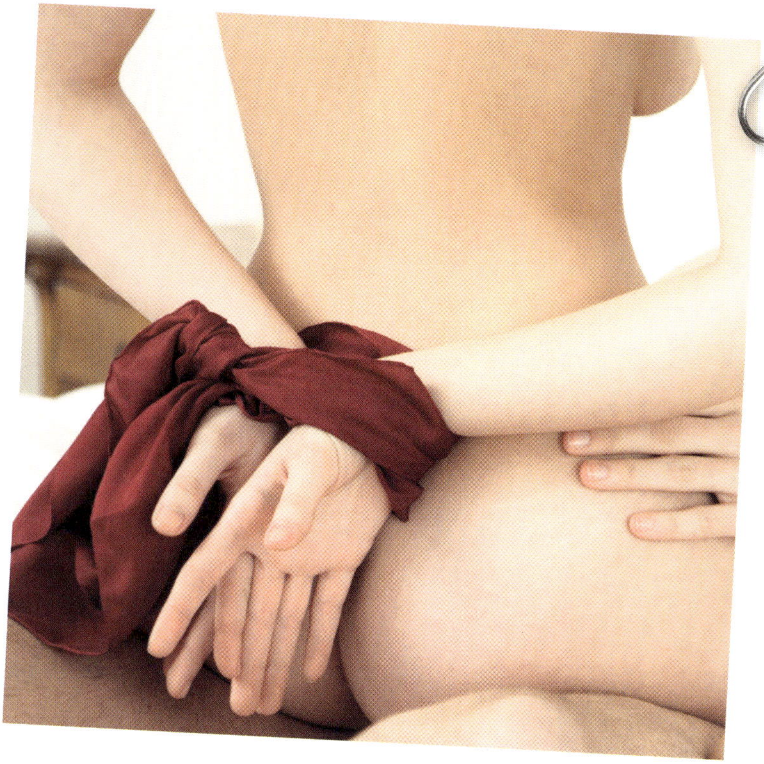

… Er hat das Sagen

WAS BEREITET IHNEN LUST?

Versuchen Sie bei Ihrem nächsten Orgasmus herauszufinden, wo er seinen Ursprung hat. Ist das Epizentrum der Lustwellen die Klitoris, der untere Teil der Vagina, der G-Punkt oder liegt es weiter oben? Oder kommen die Empfindungen von überall zugleich?

Wussten Sie, dass Frauen verschiedene Arten von Orgasmen haben können? Es gibt klitorale, gemischte und uterine Orgasmen. Jeder geht mit bestimmten körperlichen Empfindungen sowie Gefühlen einher. Als ich das erst einmal erfahren hatte, experimentierte ich mit Genuss, um herauszufinden, welche Stimulationen welche Art von Orgasmus auslösen.

KLITORALER ORGASMUS

Wie sein Name sagt, erwächst er aus der Stimulation der Klitoris. Die meisten Frauen kommen durch Reizung der Klitoris zum Höhepunkt (ohne dass etwas in der Vagina steckt) und die intensiven Lustgefühle zentrieren sich meist auf diesen Bereich, während sich die Muskeln um den Scheideneingang rhythmisch zusammenziehen. Ich bezeichne diesen Orgasmus als »klitorale Explosion«.

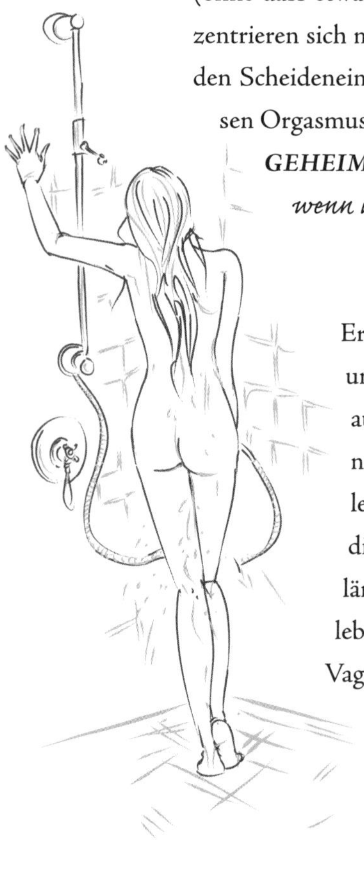

GEHEIMTIPP: *Ich habe wunderbare klitorale Orgasmen, wenn ich den Strahl des Duschkopfs auf meine Klitoris lenke.*

GEMISCHTER ORGASMUS

Er ergibt sich bei gleichzeitiger Stimulierung von Klitoris und Vagina (besonders des G-Punkts), weshalb man ihn auch »G-Punkt-Orgasmus« nennt. Meiner Erfahrung nach ist er weniger punktgenau lokalisiert als der klitorale, erzeugt aber ein viel intensiveres, anhaltenderes, auch die Emotionen umfassendes Empfinden. Man braucht länger, um nach ihm wieder »runterzukommen« . Ich erlebe ihn nur selten, spüre dann aber, dass sich die gesamte Vaginalmuskulatur rhythmisch kontrahiert.

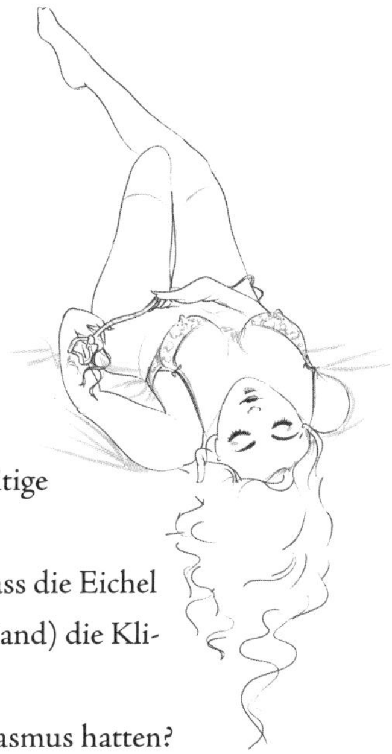

Techniken, um den gemischten Orgasmus zu erreichen:

- Streicheln Sie Ihre Klitoris, während Ihr Partner mit der Hand Ihren G-Punkt massiert.
- Benutzen Sie einen Vibrator, der extra für die gleichzeitige Stimulierung von Vagina und G-Punkt bestimmt ist.
- Wählen Sie beim Verkehr Stellungen, die garantieren, dass die Eichel den G-Punkt stimuliert und die Peniswurzel (oder Ihre Hand) die Klitoris reibt oder stößt.

Wie können Sie merken, ob Sie einen gemischten Orgasmus hatten? Nun, vielleicht allein daran, dass Sie eine umfassendere, befriedigendere Empfindung hatten. Ich bekam folgende Beschreibungen:

»Es fühlt sich sanfter und langsamer an – doch mein ganzer Körper ist betroffen.«

»Tief, weitend, pulsierend. Tief in mir wird etwas berührt.«

»Ein Gefühl von tiefer Entspannung und großer Nähe zu meinem Partner, ohne diese plötzliche, stechende Lust in der Klitoris.«

GEHEIMTIPP: *Auch Frauen können ejakulieren! Lesen Sie dazu meine Tipps auf Seite 111.*

DER UTERINE ORGASMUS

Er gilt als der seltenste, aber befriedigendste und ist das Ergebnis rascher, tiefer Stöße (von Penis, Hand oder Sexspielzeug) gegen den tief in der Scheide liegenden Gebärmutterhals (Cervix). Dadurch kommt es zu rhythmischen Kontraktionen des Uterus, was Lustwellen durch den ganzen Körper schickt. Er soll auch emotional der intensivste Orgasmus sein (manche beschreiben ihn als »erderschütternd«). Seien Sie darauf gefasst, dass Sie weinen, lachen oder schreien und es lange dauert, bis die Empfindung abflaut. Lesen Sie, was auf Seite 56 zur Stimulierung des A-Punkts steht, der bei der Auslösung eine Rolle spielt.

GEHEIMTIPP: *Wenn Sie in Rückenlage die Knie an die Brust ziehen, ist die Chance, dass der Partner den A-Punkt erreicht, recht groß.*

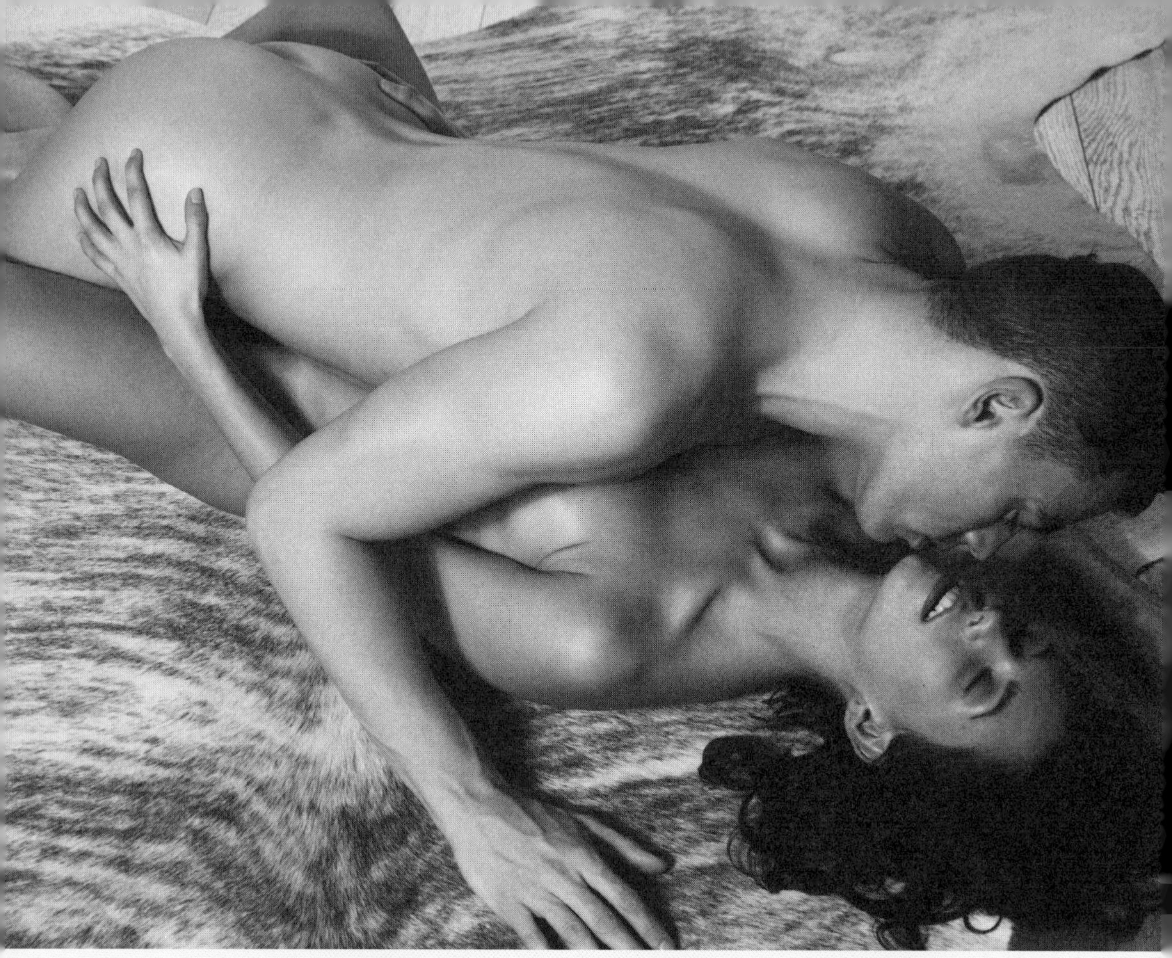
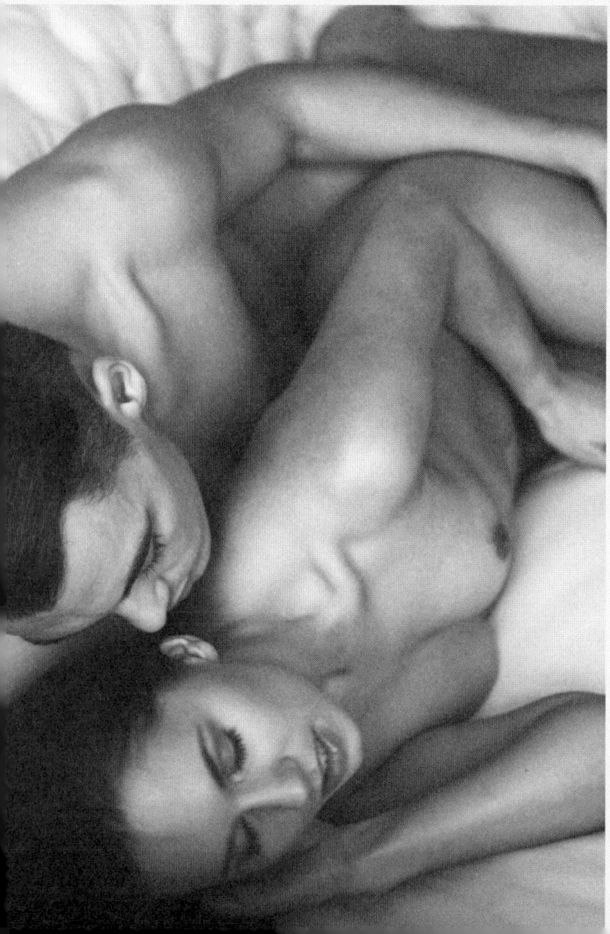
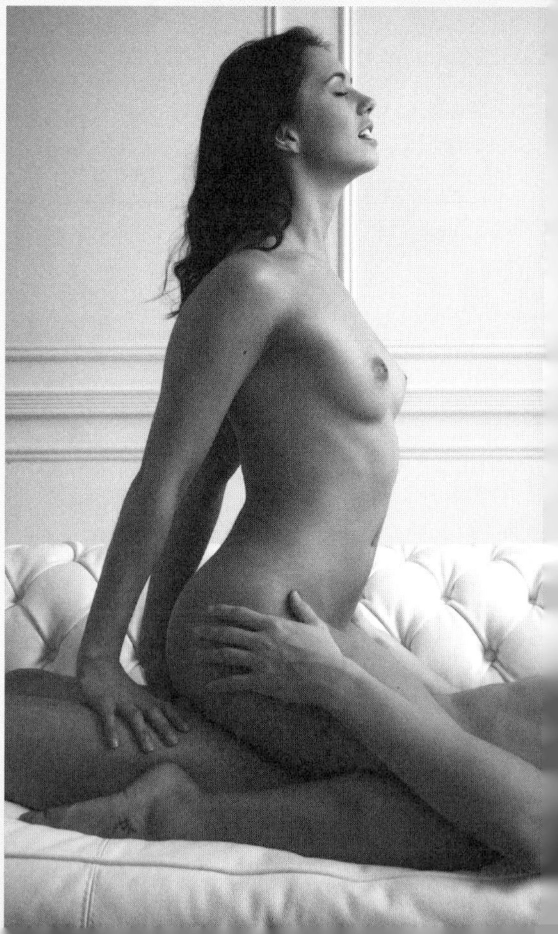

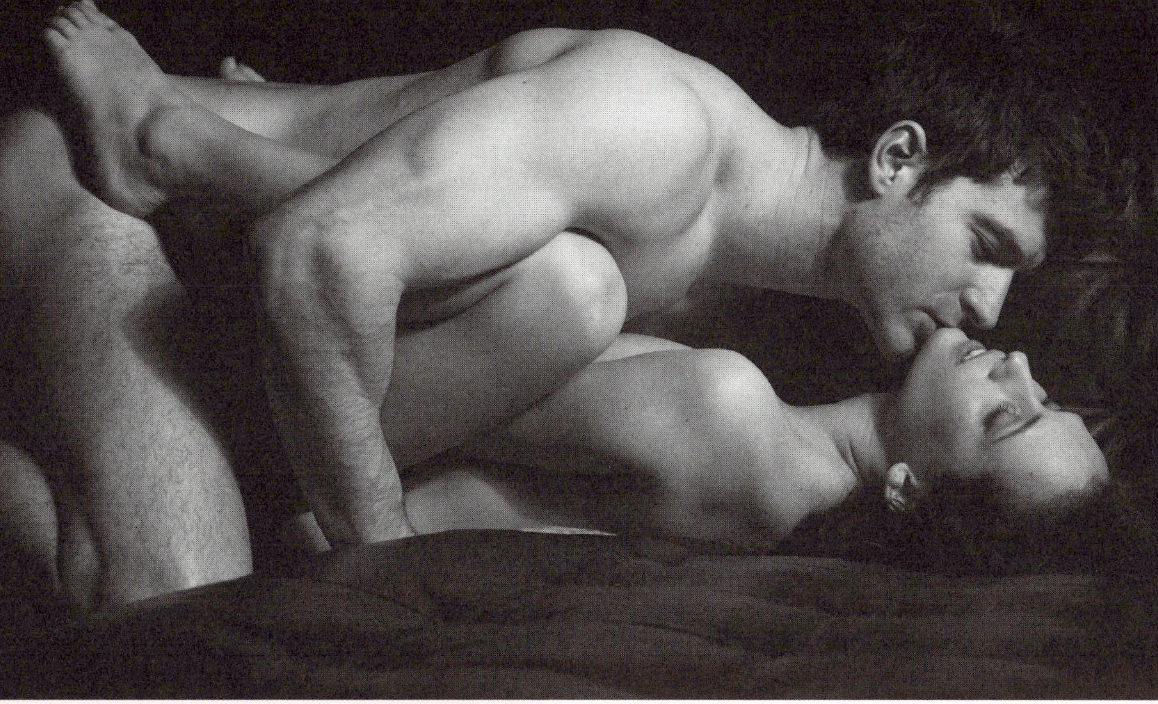

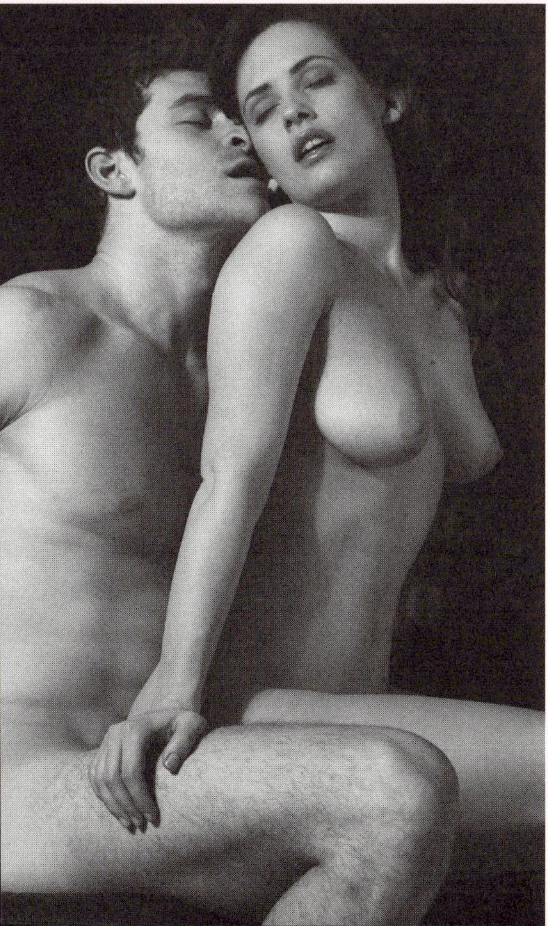

ORGASMISCHE STELLUNGEN I

MANCHE STELLUNGEN SIND WIE FÜR DEN ORGASMUS GEMACHT. Ziehen Sie ihn in der Missionarsstellung nahe an sich, damit auch die Klitoris stimuliert wird. Besser: Ziehen Sie die Knie an die Brust, er kann dann tiefer eindringen (förderlich für den uterinen Orgasmus). Bei der Löffelstellung kann der Penis den G-Punkt stimulieren, während Sie Ihre Hand auf die Klitoris legen. Die größte orgasmische Kontrolle hat die Frau, wenn sie oben ist. Sitzt Sie mit dem Rücken zu ihm, kann er Ihre Brüste und/oder Klitoris streicheln.

DER GEHEIME GRIFF

Haben Sie je versucht, still zu liegen und nur mit der Kraft der Muskeln Liebe zu machen? Alles, was Sie brauchen, ist eine kräftige Beckenbodenmuskulatur (ich nenne sie »Liebesmuskeln«) und ein williger Partner. Mein Liebster genießt es, wenn er sich entspannt zurücklehnen kann, während ich ihm mit meinen pulsierend drückenden Liebensmuskeln Lust bereite. Diese Muskeln zu beherrschen bringt noch weitere Vorteile:

- Stärkere Orgasmen, denn Orgasmen sind unfreiwillige Kontraktionen der Liebesmuskeln.
- Ihre Vagina und Ihr G-Punkt werden sensitiver, damit werden Ihre Empfindungen beim Sex intensiver.
- Sie verfügen über ein sexuelles Hilfsmittel, das äußerst nützlich ist, wenn Sie diskret Sex haben wollen (siehe Seite 136).

GEHEIMTIPP: *Bringen Sie ihn dazu, dass auch er seine Beckenbodenmuskeln trainiert – Sie haben beide etwas davon.*

TESTEN SIE IHRE LIEBESMUSKELN

Ehe Sie die Kraft Ihrer Beckenbodenmuskeln testen können, müssen Sie sie lokalisieren. Doch das ist einfach: Stellen Sie sich vor, Sie wollen den laufenden Harnstrahl stoppen oder verhindern, dass Sie urinieren. Um das zu erreichen, müssen Sie die »Liebesmuskeln« anspannen. (Ihr Liebster findet seine auf die gleiche Weise.)

Um die Stärke der Kontraktion zu testen, stecken Sie sich einen Finger in Ihre Vagina und spannen die Muskeln an. Spüren Sie, dass der Finger regelrecht »umgriffen« wird, haben sie sehr kräftige Muskeln, spüren Sie nur ein leichtes umfassen, sind die Muskeln gut in Form, fühlen Sie nichts, empfehle ich Ihnen mein Trainingsprogramm auf der nächsten Seite.

GEHEIMTIPP: *Ich mag diesen Muskel-Test: Stecken Sie eine mit Gleitmittel eingeriebene, geschälte Banane in Ihre Vagina. Wenn Sie sie zerdrücken können, haben Sie wirklich kräftige Liebesmuskeln.*

MEIN PERSÖNLICHES LIEBESMUSKEL-TRAINING

Beginnen Sie das Training der Liebesmuskeln zunächst in entspannter Rückenlage:

- Legen Sie sich auf das Bett oder den Boden und ziehen Sie die Knie an. Stellen Sie sich vor, Ihr Liebster sei in Sie eingedrungen und Sie wollten seinen Penis mit den Liebesmuskeln fassen. Atmen Sie ein und ziehen Sie die Muskeln zusammen (doch nur sie, nicht auch die Bauch- und Gesäßmuskeln). Halten Sie die Kontraktion mindesten vier Sekunden lang, entspannen Sie dann völlig. Fünf Mal wiederholen. Machen Sie die Übung drei Mal täglich.
- Beherrschen Sie die Übung im Liegen, können Sie sie auch im Stehen oder Sitzen durchführen – an jedem beliebigen Ort zu jeder beliebigen Zeit, niemand wird es bemerken. Setzen Sie sich 10 kräftige Kontraktionen drei Mal täglich zum Ziel.

SEX-TRAINING

Kräftige Liebesmuskeln auszubilden kann dauern – eher Wochen als Tage. Aber niemand hindert Sie, Ihre Übungen während des Sex zu machen. Ja, Sie können Sex als lustvolle Gelegenheit begreifen, Ihr Training zu absolvieren. Versuchen Sie Folgendes, wenn er eingedrungen ist:

- Mehrere Wiederholungen rascher oder langsamer Kontraktionen.
- Fassen Sie ihn, so lange Sie können, entspannen Sie dann langsam.
- Versuchen Sie flache, flatternde oder pulsierende Kontraktionen.
- Ein harter, enger »Griff« kurz vor dem Höhepunkt.

Eine aus dem Tantra stammende Technik ist die »Geheimsprache: Sie geben ihm mit einer Kontraktion ein Signal, dann spannt er seine Liebesmuskeln an und antwortet damit. Sie lassen drei Kontraktionen folgen, er antwortet drei Mal. Es ist wie eine »Unterhaltung« der Genitalien.

GEHEIMTIPP: *Der Einsatz der Liebesmuskeln ist toll, wenn ich oben bin, aber wenig Bewegungsspielraum habe.*

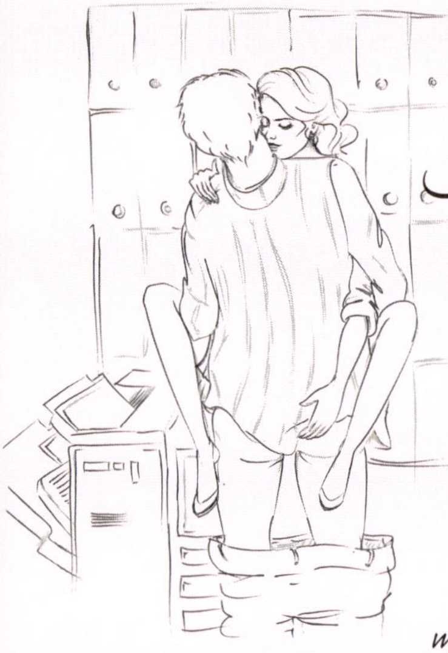

GEHEIME BEKENNTNISSE

Sex am Arbeitsplatz

Ich hatte schon an vielen ungewöhnlichen Orten Sex, doch nie im Büro. Und schon lange frage ich mich, was der besondere Kick dabei ist. Nur die Möglichkeit, überrascht zu werden? Hier einige Berichte von Freundinnen:

»Ich habe die Schlüssel zum Büro und manchmal holt mich mein Freund ab, wenn alle anderen schon gegangen sind. Schon mehrfach hatten wir dann Sex, wobei er meist stand und ich auf der Schreibtischkante saß. Ich mag es, weil es so was Verbotenes hat. Den ganzen Tag war ich brav, höflich und habe meinen Job erledigt. Sex im Büro ist die Umkehr all dessen.

»Bürosessel, die man in der Höhe verstellen und deren Lehne man nach hinten kippen kann, sind ideal für großartigen Sex.«

»Ich lernte meinen Freund am Arbeitsplatz kennen. Wir mussten unsere Beziehung aber geheim halten, weil man so was im Hause nicht gern sah. Wir nutzten jede Gelegenheit für Sex, wenn uns niemand sah. Einmal hab ich ihm in einem Abstellraum einen geblasen. Auf der Toilette hatten wir Sex und einmal draußen auf der Feuerleiter. Andere machen das bestimmt auch – Arbeitsplätze sind Schmelztiegel sexueller Spannungen.«

»Einmal habe ich meinen Freund nach der Arbeit verführt und wir hatten fantastischen Sex auf dem Schreibtisch meines Chefs. Ich habe es besonders genossen, weil ich zu der Zeit ein bisschen verknallt war in meinen Boss.«

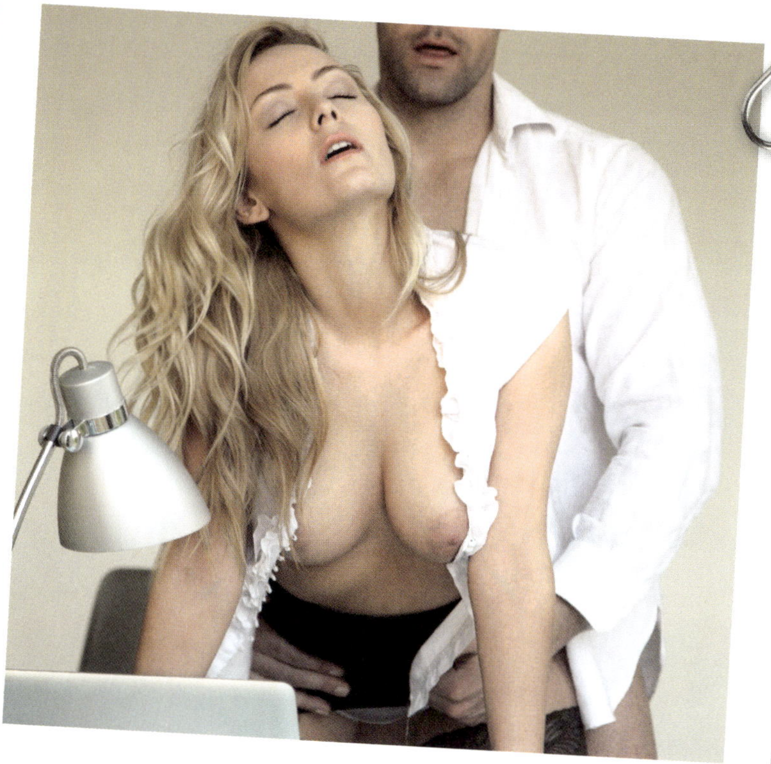

… Ein guter Tag im Büro

WIE SIE IHN ZÜGELN KÖNNEN

Um in keine Routine zu verfallen, variiere ich gern die Dauer des Sex. Mal ein rasanter Quickie, mal der ganz durchschnittliche Schieber und manchmal eben eine Nacht lang brennende Leidenschaft. Fährt Ihr Liebster auf die schnelle Nummer ab, hält aber wenig vom Dauerbrenner, hören Sie gewiss gern, dass es sehr effektive Methoden gibt, seinen Orgasmus auf sinnliche Weise zu verzögern.

SCHLECHTE METHODEN, DEN ORGASMUS ZU VERZÖGERN

Das Verlangen nach einer Verzögerung des Orgasmus ist so groß, dass sich ein ganzer Industriezweig darum gebildet hat. Es gibt Cremes, Lotionen und Pillen, die dem Mann zu längerem Stand verhelfen sollen. Der Nachteil all dieser Mittel: Sie dämpfen meist das Empfinden. Der Mann zögert den Orgasmus erfolgreich hinaus, der Sex ist aber weniger lustvoll. Das gilt auch für mechanische Hilfsmittel wie extra dicke Kondome oder zwei Kondome übereinander. Und versucht er, seinen Erregungspegel niedrig zu halten, indem er an seine unerledigte Arbeit denkt, so hilft das unter Umständen derart drastisch, dass gleich gar nichts mehr geht.

Manche Männer schwören auf Alkohol, der alle körperlichen Reflexe verlangsamt, auch die Ejakulation. Aber die Nachteile sind evident: Er ist nicht wirklich bei der Sache; irgendwann muss er die Dosis steigern (und Alkoholsucht ist definitiv ein zu hoher Preis). Und hat er zu viel intus, kann die Erektion ganz ausbleiben.

GEHEIMTIPP: *Beklagen Sie sich nie, dass er zu schnell kommt – Kritik kann das Vertrauen zerstören. Formulieren Sie es lieber so: »Ich liebe das Gefühl, dich in mir zu haben – ich hätte dich gern länger dort.«*

DIE SCHNELLE LÖSUNG

Auf der folgenden Seite beschreibe ich eine wirksame und erprobte Methode der Orgasmusverzögerung – die aber Übung erfordert. Wollen

Sie eine schnellere Lösung, versuchen Sie es mit der von den Sexualwissenschaftlern Masters und Johnson entwickelten Drucktechnik. Sie wird Ihren Liebsten nicht zum Langstreckenläufer machen, aber sie hilft. Ist Ihr Partner kurz vor dem Höhepunkt (siehe Seite 82), fassen Sie den Penis so, dass Ihr Daumen auf dem Frenulum, der Zeige- und Mittelfinger gegenüber unterhalb der Eichel liegt und drücken sie drei bis vier Sekunden fest zu. Seine Erektion lässt etwas nach, er ist ein wenig zurückgeworfen. Natürlich kann er diese Drucktechnik auch selbst anwenden. **GEHEIMTIPP:** *Auch wenn Sie seine Hoden sacht nach unten ziehen, hilft das, den Orgasmus zu verzögern (denn sie ziehen sich ja eng an seinen Körper, wenn er kommt). Es tut ihm nicht weh, aber sie sollten ihm eine Vorwarnung geben.*

KONTROLLE ÜBERNEHMEN

Das wahre Geheimnis der Klimaxverzögerung besteht darin, dass er lernt, seine Ejakulation zu kontrollieren. Wie Fahrrad fahren ist das etwa, das man, einmal gelernt, nie wieder verlernt – es lohnt also die Mühe. Freilich müssen Sie ihn dafür begeistern, etwa, indem Sie ihm sagen, Sie hätten in einem Buch etwas entdeckt, das Ihr Sexleben noch aufregender und lustvoller machen könne. Versuchen Sie, einen leichten Ton anzuschlagen und eher verführerisch als ernst, gar belehrend zu klingen. Locken Sie ihn mit der Aussicht, dass er zwar lernen und üben müsse, sie ihn dabei aber mit viel Oralsex und Masturbation unterstützen würden.

Zunächst muss er lernen, anhand einer Stufenskala von 1–10 einzuschätzen, wie stark erregt er ist. Stufe 1 steht für »kein Gedanke an Sex«, Stufe 10 für »Ejakulation und Orgasmus«. Am wichtigsten ist, dass er Stufe 8 und 9 richtig erkennt und vor allem den »Point of no return« (siehe Seite 82) zu bestimmen weiß.

Hier kommen Sie ins Spiel. Widmen Sie einen Abend (oder mehrere Abende) fantasievollen Sexspielen, bei denen Sie seinen Penis mit Zunge und Fingern stimulieren. Er soll dabei möglichst präzise angeben, an welchem Punkt der Skala er sich befindet. Erreicht er Stufe 8, hören Sie auf, ihn zu stimulieren. Fangen Sie nicht von vorn an, ehe er nicht eine der im Folgenden beschriebenen Verlangsamungstechniken anwenden kann.

VERLANGSAMUNGSTECHNIKEN

- Männer haben wie Frauen eine Beckenbodenmuskulatur (siehe Seite 94–95). Damit er seine »Liebesmuskeln« entdeckt, legen Sie ihm zwei Finger hinter die Hoden und bitten Sie ihn, die Muskeln zu kontrahieren, so, als würde er versuchen, den Harnstrahl zu stoppen. Erreicht er bei der Stimulierung des Penis die Stufe 8 auf der Erregungsskala, muss er diese Muskeln für einige Sekunden anspannen. Manche Männer bevorzugen zwei oder drei mittelstarke Kontraktionen, andere mehrere rasche und leichtere Kontraktionen – was er wählt, ist egal, auf den Effekt kommt es an. Er soll sich die Muskelkontraktionen wie die Bremse im Auto vorstellen.
- Die Ganzkörperentspannung ist eine weitere gute Technik: Hat Ihr Partner die Stufe 7 oder 8 auf der Erregungsskala erreicht, wird sein Atem schneller und flacher und sein Körper spannt sich an. Sie können ihm jetzt helfen, den Körper in dieser Phase zu entspannen, indem Sie seinen Bauch, seine Brust oder seine Schultern streicheln, selbst tief und gleichmäßig atmen und ihn bitten, sich Ihrem Atemrhythmus anzugleichen. Das dürfte verhindern, dass er direkt zu den Stufen 9 und 10 voranschreitet.
- Die dritte Verlangsamungsmethode ist ein einfacher mentaler Trick, den Ihr Partner anwenden kann, wenn er schon ein sehr hohes Level erreicht hat: Statt an die Empfindungen seines Penis zu denken, richtet er seine Gedanken auf einen anderen Körperteil. Am besten wählt er eine Stelle, die sich gut, aber nicht orgasmisch anfühlt, etwa die Innenseite seiner Schenkel, sein Bauch, eventuell die Hoden oder

der Damm. Manchen Männern genügt es, sich auf die Peniswurzel zu konzentrieren, statt auf die Spitze.

Wenn er gelernt hat, genau einzustufen, auf welchem Punkt der Skala er sich befindet und wie er sich um ein, zwei oder drei Punkte nach unten bewegt, brauchen Sie nicht mehr aufzuhören, ihn zu stimulieren – er hat die Sache selbst im Griff, auch wenn Sie weitermachen.

GEHEIMTIPP: *Selbst wenn Ihr Partner zum Meister in der Beherrschung der Ejakulation geworden ist, kann er die Skala noch zum Spaß verwenden und während des Liebesspiels laut ausrufen, wo er sich befindet.*

BESCHLEUNIGEN SIE IHN

Manchmal haben Männer das entgegengesetzte Problem – trotz Erektion kommen sie zu langsam oder gar nicht zum Orgasmus. Dann sollte er sich unbedingt ärztlich untersuchen lassen; es könnte ein medizinisches Problem dahinterstecken. Ist medizinisch alles in Ordnung, dann hat er andere Probleme. Vielleicht ist er sexuell unsicher, fürchtet, die Kontrolle zu verlieren oder Sie zu schwängern. Oder er hat Probleme im Job, ist depressiv oder nervös. Bieten Sie ihm dann eine Massage an (siehe Seite 44–47) oder erregen Sie ihn sehr stark, ehe es zum Verkehr kommt.

AUF DER SCHNELLSPUR ZUM ORGASMUS

Ausgedehnte Sexspiele sind fantastisch, doch nicht immer ist Zeit dafür. Aber auch ein Quickie kann sehr befriedigend sein. Auslöser eines raschen, intensiven Orgasmus sind meist plötzliche, unerwartete, aber höchst anregende Reize.

EIN FEST FÜR SEINE AUGEN

Für die meisten Männer sind visuelle Reize besonders erregend. Hier ein paar Ratschläge, die auch Sie selbst antörnen:

- Überwinden Sie Ihre Hemmungen und masturbieren Sie vor seinen Augen. Lehnen Sie sich zurück und zeigen Sie ihm, wie Sie sich's machen. Schließen Sie die Augen und lecken Sie sich die Lippen.
- Vollführen Sie rund um einen Stuhl einen erotischen Tanz (siehe Seite 140). Stühle eignen sich für animierende Bewegungen besonders gut. Auf Sitz oder Lehne gestützt, kann man sein Hinterteil präsentieren, man kann sich rittlings mit gespreizten Beinen darauf setzen ...
- Diese Technik wende ich gern an: Ich ziehe ein enges weißes T-Shirt und einen kurzen Slip an und komme zu ihm unter die Dusche. Auch Ihr Liebster wird sich über Ihre Spontaneität freuen und darüber, wie Ihr nasses Shirt an Ihrem Körper klebt.
- Empfangen Sie ihn zugedeckt im Bett liegend, aber mit weit gespreizten Beinen. Oder nehmen Sie eine Stellung ein, in der Sie gern mit ihm Sex machen würden – noch ehe er ins Schlafzimmer kommt.

PERSÖNLICHKEITSWANDEL

Tun Sie das Gegenteil von dem, was Sie normalerweise tun. Machen Sie üblicherweise den ersten Schritt, geben Sie sich jetzt zugeknöpft. Will er Sie umarmen, sagen Sie: »Kommt nicht in Frage«, doch mit verführerischem Blick. Sind Sie sonst oft »viel zu müde«, ziehen Sie ihn ins Bett und fallen Sie über ihn her. Widmen Sie sich normalerweise ganz seinem Vergnügen, denken Sie jetzt nur an sich – verlangen Sie seine Hände, seine Lippen auf ihren Hotspots.

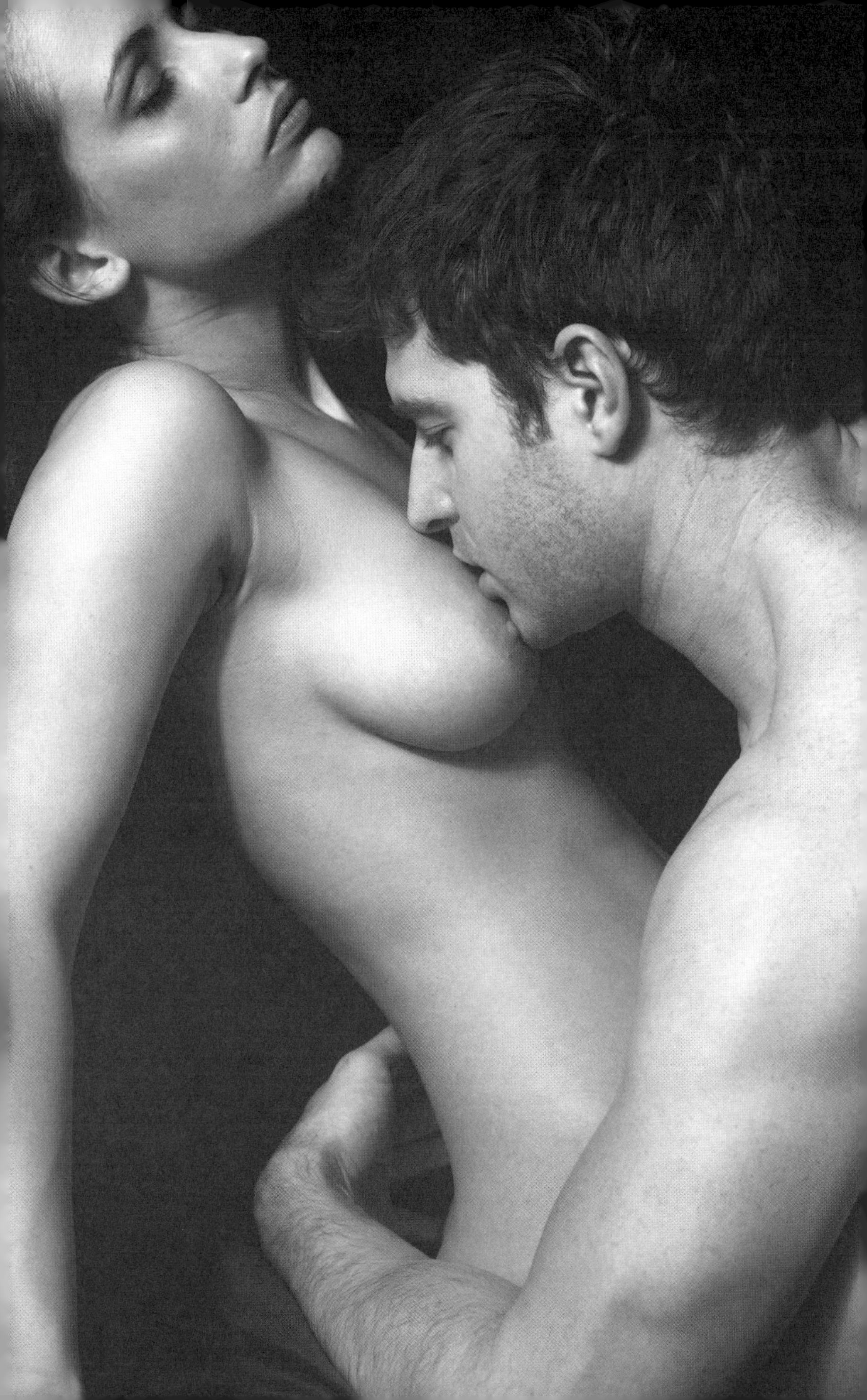

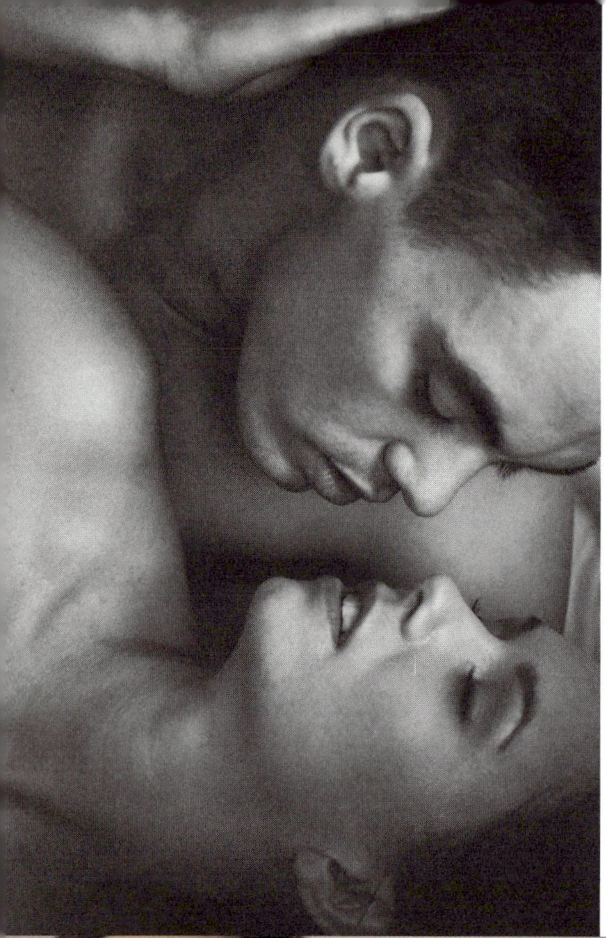
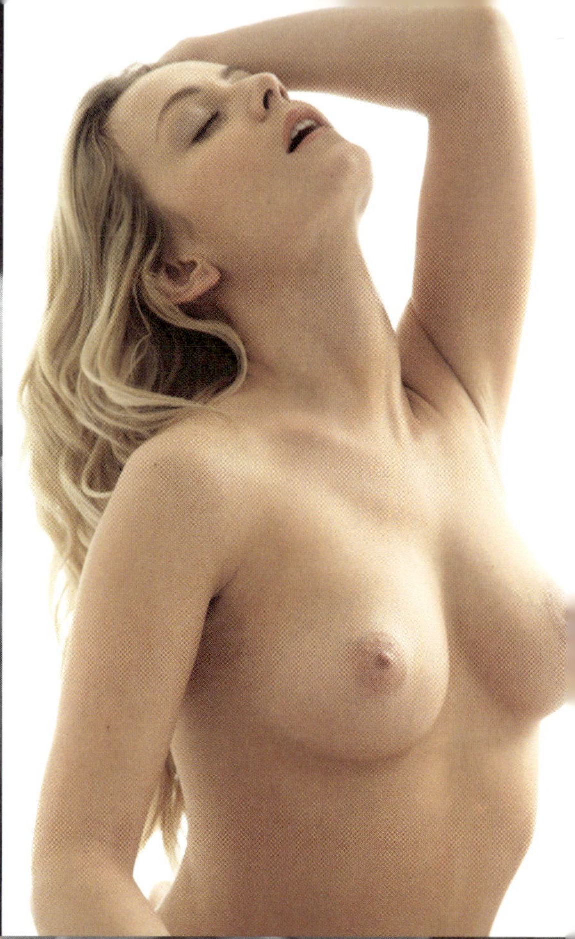
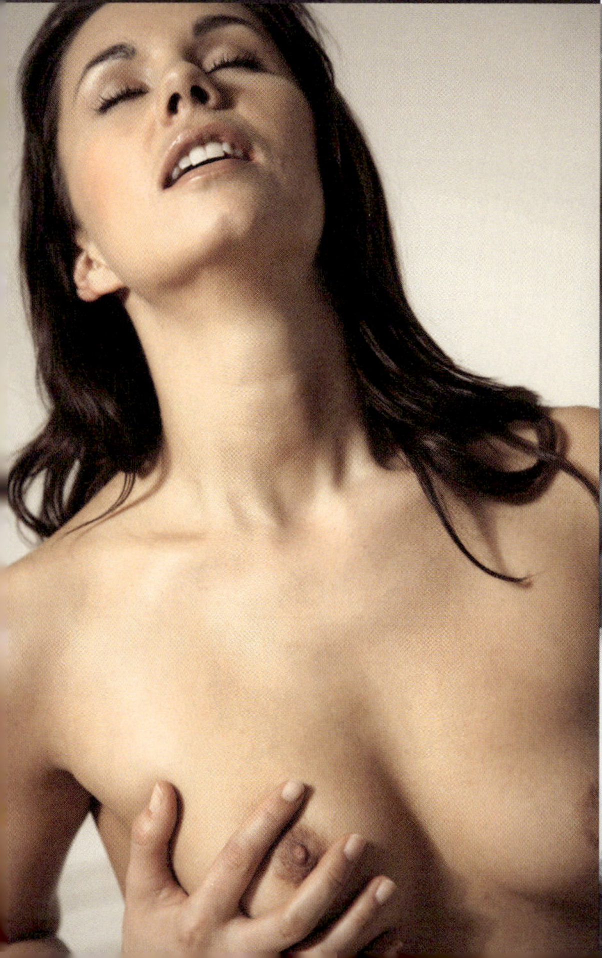
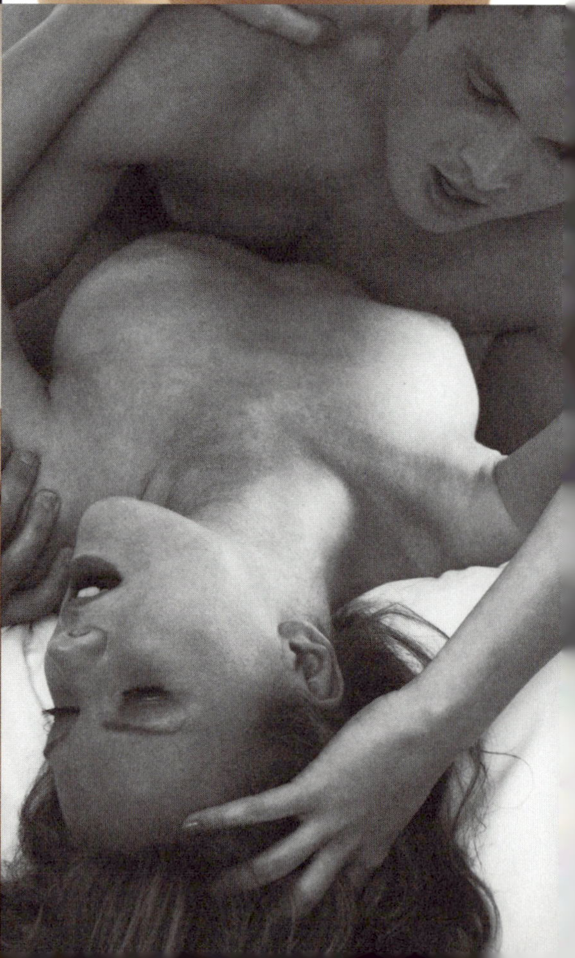

GEHEIMNISSE …
des intensivierten Orgasmus

- **STOPP-START-TECHNIK** Wenn Sie merken, dass Ihr Orgasmus bevorsteht, stellen Sie alle Stimulation ein und atmen mehrmals sehr tief durch. Das wirft Sie auf ein niederes Erregungslevel zurück. Stimulieren Sie sich erneut bis fast zum Höhepunkt. Wiederholen, bis Sie es nicht mehr aushalten, und ergeben Sie sich dann einem intensiven Orgasmus.

- **SEIEN SIE EGOISTISCH** Manchmal widme ich mich, wenn wir Liebe machen, ausschließlich meinem – oder seinem – Orgasmus. So bekommen wir beide die ganze Aufmerksamkeit, die wir brauchen.

- **ZIELEN SIE AUF DIE HOTSPOTS** Konzentrieren Sie sich auf seinen P- und F-Punkt (siehe Seite 59), während er zum Orgasmus kommt. Bitten Sie ihn, sich auf Ihren G- und A-Punkt zu fokussieren. (siehe Seite 56).

- **VOLLKOMMENE ENTSPANNUNG** Entspannen Sie ganz bewusst Ihre Beckenbodenmuskeln (siehe Seite 94) , sodass keinerlei Spannung in ihren Genitalien ist (als wollten Sie Wasser lassen). Mir verschafft Sex in dieser absoluten Entspannung unglaublich intensive Orgasmen.

- **DER LIEBESBLICK** Liebende erreichen das Maximum seelenerfüllender Intensität, wenn Sie sich während der ganzen Dauer des Orgasmus (seinem wie ihrem) in die Augen schauen.

- **DIE DETAILS BEACHTEN** Wenn Sie sich auf das Kribbeln in den Schenkeln und Genitalien, die Empfindung im Bauch konzentrieren, verschmelzen all diese Details zu einem einzigen großen Crescendo.

DIE KUNST DES QUICKIES

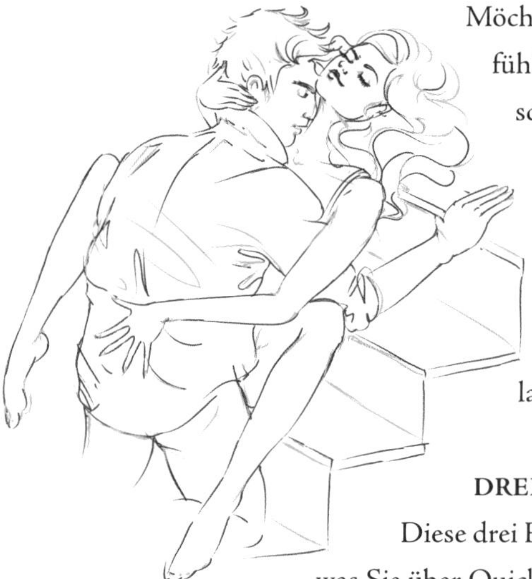

Möchte ich mich als verruchtes kleines Luder fühlen, schlage ich meinem Liebsten eine schnelle Nummer vor. Es belebt die Erinnerung an die frühen Tage unserer Beziehung, als wir uns oft vor plötzlicher Lust die Kleider vom Leib rissen. Es ist Sex ohne die Intimität einer Liebesnacht, doch es bleibt ein Flair von Geilheit, das lange nachglüht.

DREI QUICKIE-GEHEIMNISSE

Diese drei Fakten stellen möglicherweise auf den Kopf, was Sie über Quickies denken:

- Erstens: Sie müssen für einen Quickie nicht brennen vor Liebe und Verlangen. Tatsächlich kann ein Quickie gerade bei erkaltenden Beziehungen eine Therapie darstellen. Frauen meinen oft, sie müssten mehr »Romantik« in die Sache bringen, wenn das Sexleben fad zu werden beginnt. Meist ist das Gegenteil besser: Rascher, wilder Sex bringt die Partner oft wieder auf die Spur, ohne sie unter Druck zu setzen.
- Zweitens: Quickies können romantisch sein. Sie brauchen sich dabei nur in die Augen zu schauen. Und sagen Sie Ihrem Liebsten Stunden später: »Das war fantastisch – ich liebe dich.«
- Drittens: Sie müssen nicht zum Bersten angetörnt sein. Oft funktioniert es, wenn Sie sich ganz der Situation und Handlung hingeben. Vertrauen Sie auf Ihren Körper, meist wird er mit Erregung auf die leidenschaftliche Eile reagieren.

GEHEIMTIPP: *Gönnen sie ihm eine superschnelle Fellatio (nicht mehr als 10–15 intensive Leckeinheiten). Es macht ihn nicht nur heiß, sondern auch feucht genug, dass er problemlos in Sie eindringen kann.*

NUTZEN SIE ZEITDRUCK

Viele sagen, unter enormem Zeitdruck hätten sie die besten Quickies. Versuchen Sie's auch, etwa wenn Sie unbedingt noch einen Zug erwischen müssen, wenn jeden Moment die Gäste vor der Tür stehen können, gleich ein wichtiges Arbeitstreffen beginnt ... Körper und Geist sind auf die bevorstehende Aufgabe konzentriert, das Zeitlimit macht sie erregter als gewöhnlich, denn Sie sind in einer Konfliktsituation, die einen Kampf- oder Fluchtreflex auslöst – und das bedeutet: Adrenalinausschüttung. Ihr Herz pocht, Ihr Atem geht schneller, die Haut wird stärker durchblutet, alle Empfindungen sind intensiver. Ich hatte meinen erregendsten Quickie in einem Zugabteil, als ich im Nebenabteil schon die Stimme des Schaffners hörte: »Die Fahrkarten bitte!«

GEHEIMTIPP: *Ich empfehle diesen 5-Minuten-Plan: 1 Minute küssen und Vorspiel; 3 Minuten Sex; 1 Minute um die Kleider zu ordnen.*

SCHNELLSTART

Männer mögen Spontaneität – die Bitte um eine schnelle Nummer werden Sie selten ablehnen. Die Art, wie Sie den Quickie einleiten, kann ihn schon mächtig antörnen. Versuchen Sie's so:

- Flüstern Sie ihm die Aufforderung mit nicht jugendfreien Worten ins Ohr.
- Drücken Sie sich an ihn und küssen Sie ihn heiß.
- Führen Sie seine Hand unter Ihren Rock, damit er merkt, dass Sie kein Höschen tragen.
- Nähern Sie sich ihm auf einer Party, blicken Sie ihm tief in die Augen, locken Sie ihn verstohlen mit dem Finger und gehen Sie voraus ins Badezimmer.
- Ganz einfach, sagen Sie: »Ich will dich ... jetzt!«
- Schicken Sie ihm eine Nachricht per Mail/SMS, dass Sie ihn in einer Minute erwarten – im Schlafzimmer/in der Umkleidekabine/im Aufzug ...

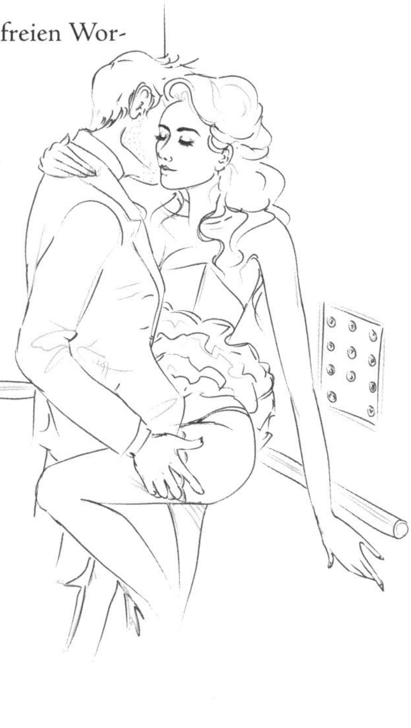

- Gehen Sie zu ihm unter die Dusche und fangen Sie an zu fummeln.
- Schauen Sie ihm in die Augen, küssen Sie ihn und öffnen Sie dabei seinen Gürtel.

GEHEIMTIPP: *Der männliche Testosteronspiegel ist morgens am höchsten – machen Sie es sich zunutze.*

SEXY MITTELTEILE

Bei einer schnellen Nummer ist keine Zeit für Nettigkeiten. Wollen Sie ihm erst einen blasen, holen Sie seinen Penis aus der Hose und los. Sobald er steif ist (und Sie feucht), ziehen Sie das Minimum an Kleidung aus – idealerweise nur Ihr Höschen – und lassen ihn eindringen.

Wählen Sie eine Stellung, die beiden einen raschen Orgasmus garantiert. Er sollte ungehindert stoßen können, sie brauchen vielleicht Zugang zu Ihrer Klitoris. Am besten, er steht und Sie präsentieren ihm Ihre Rückseite. Beugen Sie sich vor und halten Sie sich an einer Tischkante oder der Wand fest oder setzen Sie sich auf eine Kante, damit er von vorn eindringen kann.

Ich gebe mich meist laszíver als gewöhnlich. Auch besonders obszöne Worte können die Dinge beschleunigen.

GLÜCKLICHES ENDE

Kommen Sie zum Orgasmus, brauchen Sie vielleicht ein oder zwei Minuten, ehe Sie sich wieder fangen. Klappt es nicht, können Sie sich gegenseitig – oder jeder für sich – zum Höhepunkt masturbieren oder ausmachen, dass Sie sich später an anderer Stelle treffen. Bringen Sie Ihre Kleidung in Ordnung, fahren Sie sich durchs Haar und lassen Sie sich von der Erregung durch den Tag tragen – bis Sie am Abend zusammenkommen.

Sprechen Sie nicht nach einem Quickie – halten Sie nur Augenkontakt. Wenn Sie sich trennen müssen, verabschieden Sie sich wortlos mit einem leidenschaftlichen Kuss.

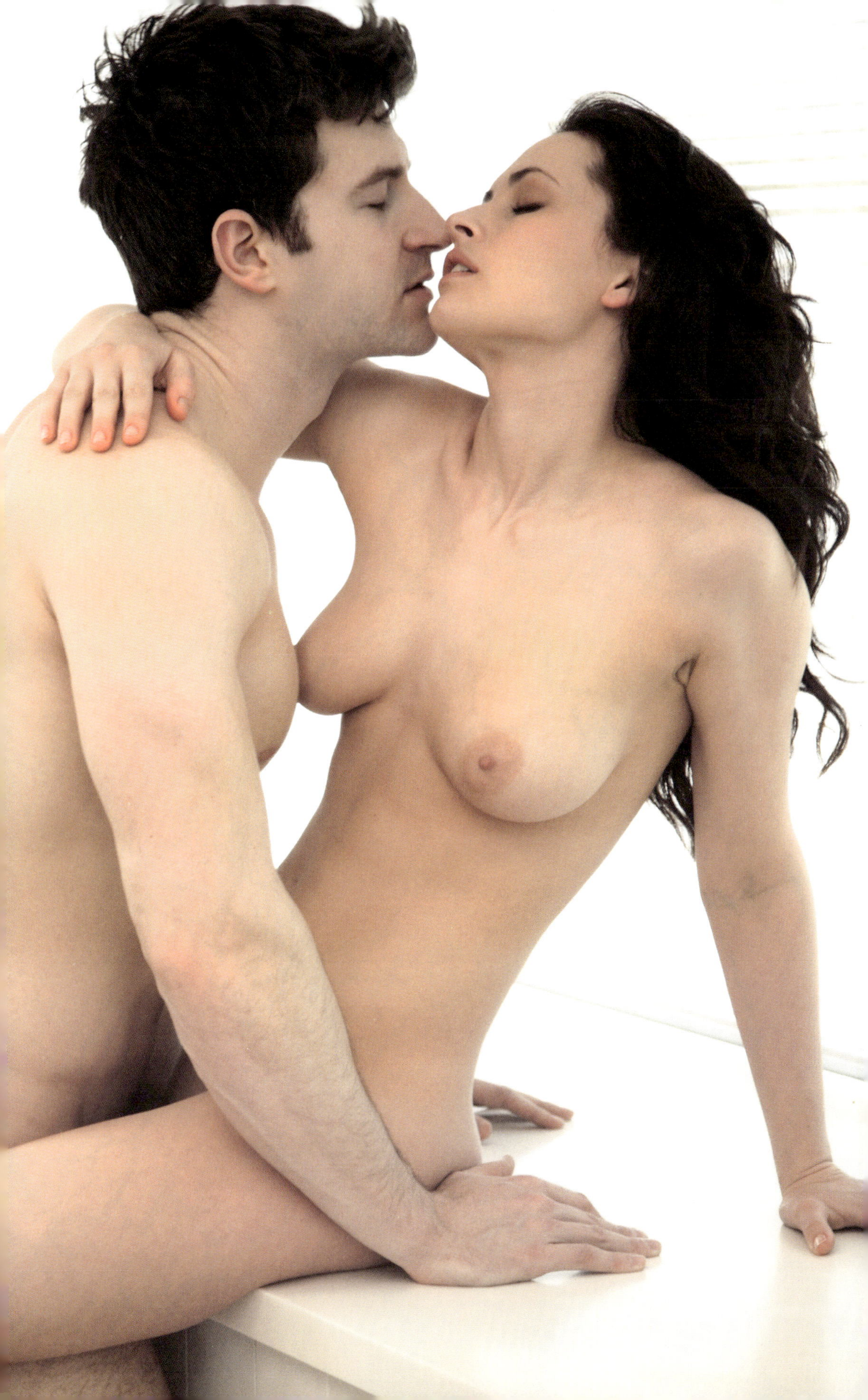

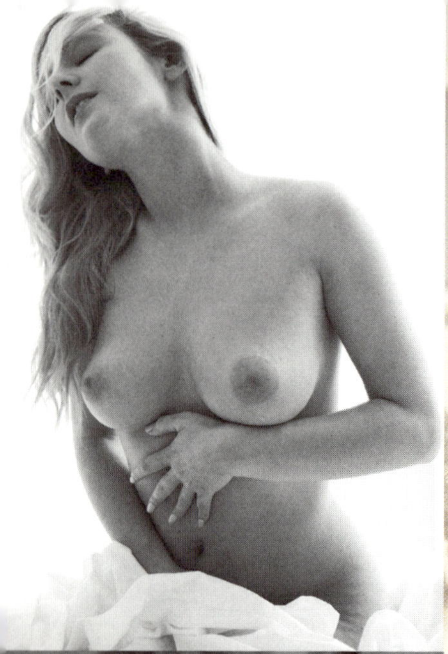
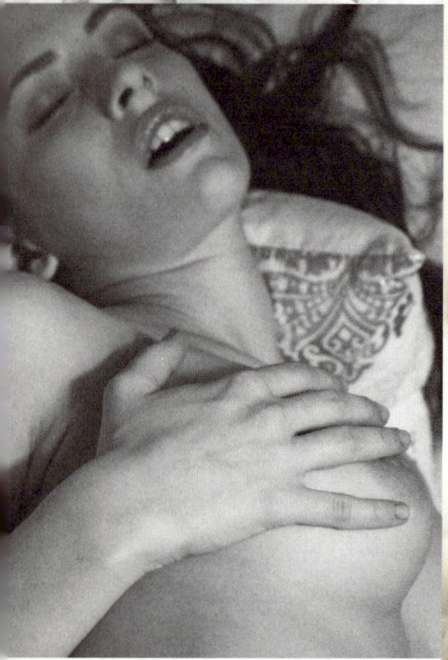
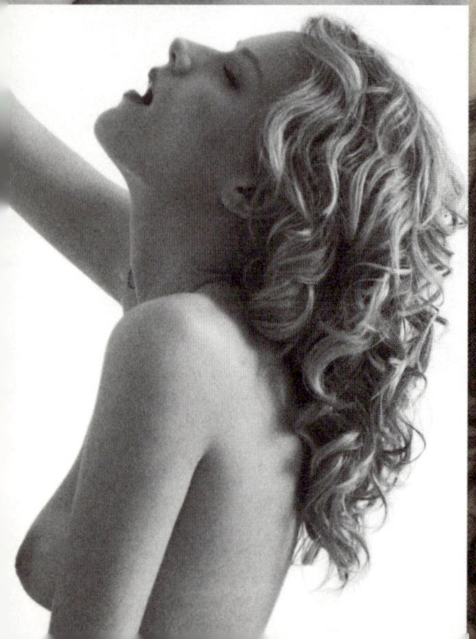
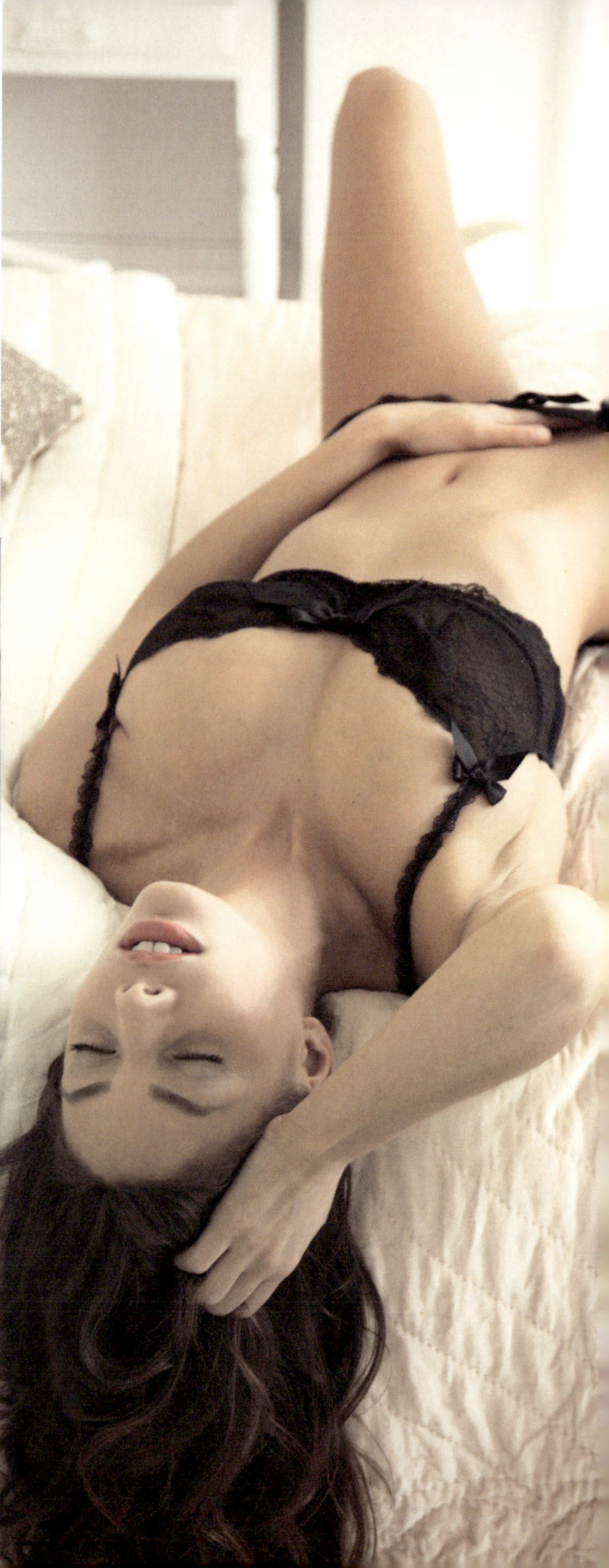

GEHEIMNISSE ...
der Ejakulation der Frau

✦ **ES GIBT SIE WIRKLICH** Ein Blick in das Kamasutra und in andere orientalisch-asiatische Liebeslehren zeigt, dass man die Ejakulation der Frau in diesen Kulturkreisen kannte, als im Westen noch kaum jemand davon wusste. Die Sexualforschung entdeckte, dass die Bartholinischen Drüsen ein wässriges Sekret bilden. Die winzigen Ausgänge der Drüsen liegen rechts und links des Scheideneingangs. Sie sondern unmerklich wenig, mehr oder sogar wirklich viel Sekret ab, das bei manchen Frauen bei entsprechender Reizung regelrecht herausgespritzt wird und einen nassen Fleck erzeugt.

✦ **VORBEREITUNG** Eine der Voraussetzungen der weiblichen Ejakulation ist die sehr intensive Stimulierung des G-Punkts (siehe Seite 56) bei völliger Entspannung – am besten in gemütlicher Rückenlage. Hemmungen und Anspannung sind die größte Blockade. Entlehren Sie die Blase, so können Sie sicher sein, dass das Ejakulat kein Urin ist.

✦ **G-PUNKT-STIMULIERUNG** Können Sie Ihren G-Punkt nicht mit dem Finger tasten, gönnen Sie sich einen Dildo oder Vibrator mit G-Punkt-Stimulator. Reizen Sie den G-Punkt mit festen, kleinen, kreisenden Bewegungen. Geben Sie sich entspannt der Empfindung hin. Es kann helfen, wenn Sie gleichzeitig die Klitoris stimulieren.

✦ **LOSLASSEN UND DRÜCKEN** Sobald Sie unmittelbar vor dem Höhepunkt sind, unterbrechen Sie den Reiz und lassen los (als hätten Sie mit starkem Harndrang endlich die Toilette erreicht). Drücken Sie dann, als wollten Sie den nur laufenden Strahl verstärken. Gehören Sie zu den Frauen, die ejakulieren, dann wird es am ehesten jetzt geschehen. Versuchen Sie es erneut, wenn's nicht gleich klappt.

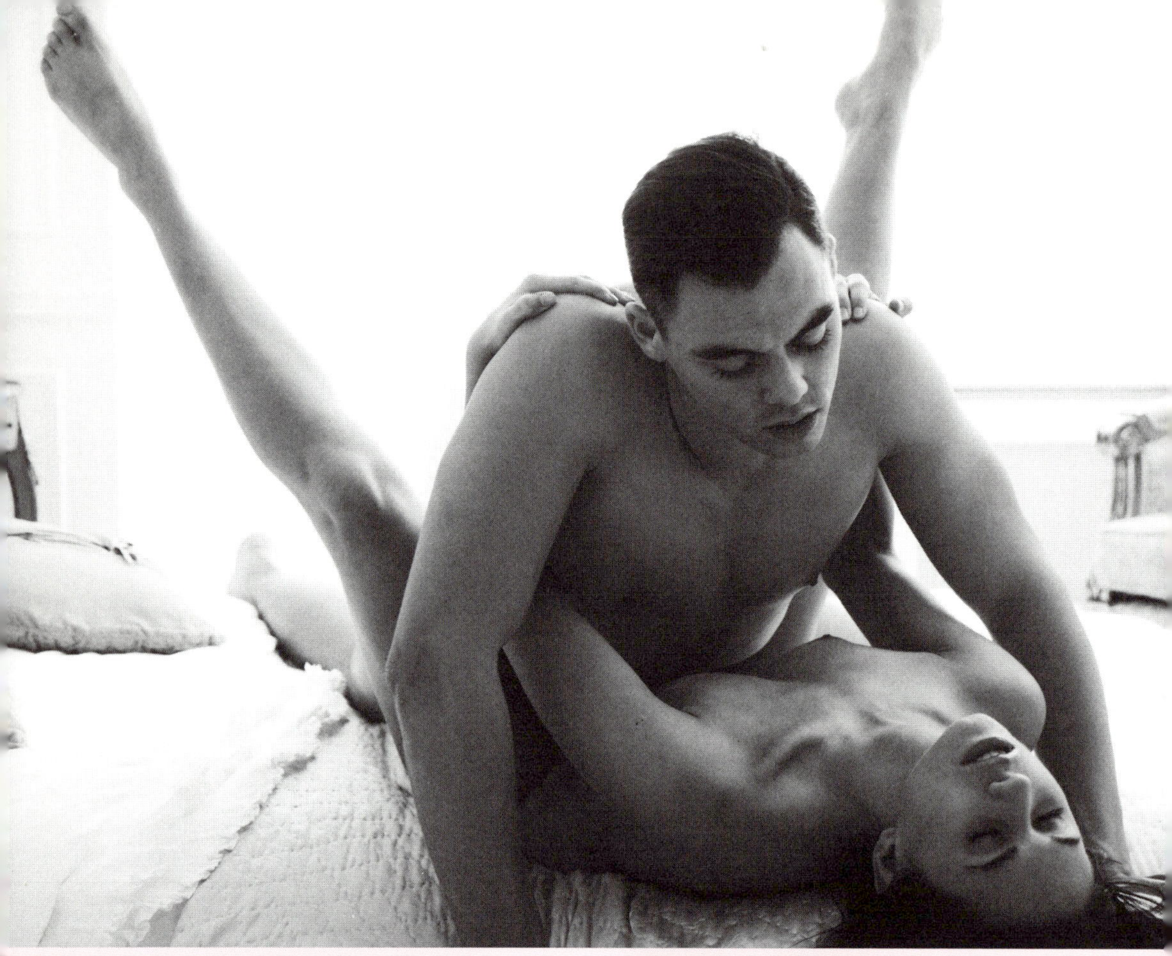

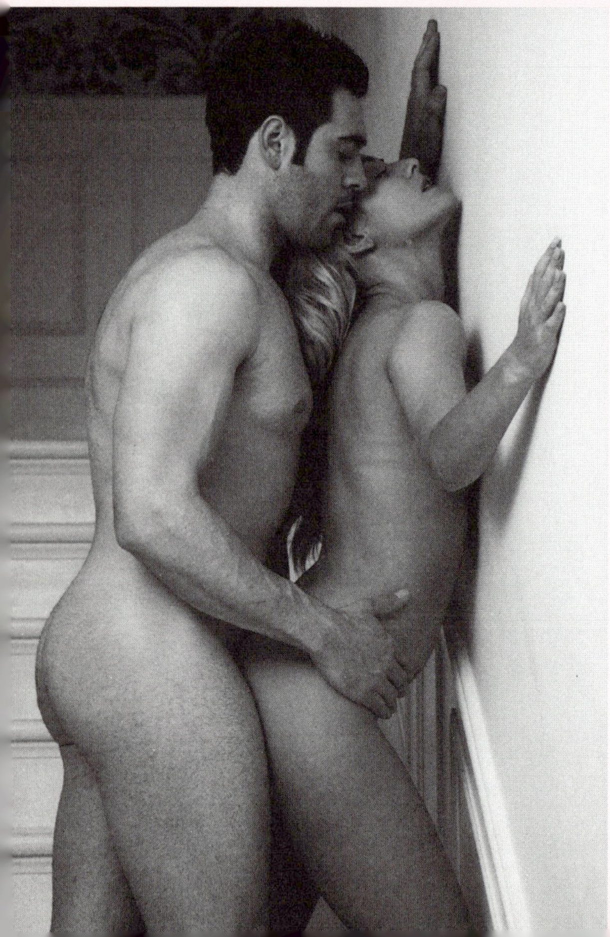

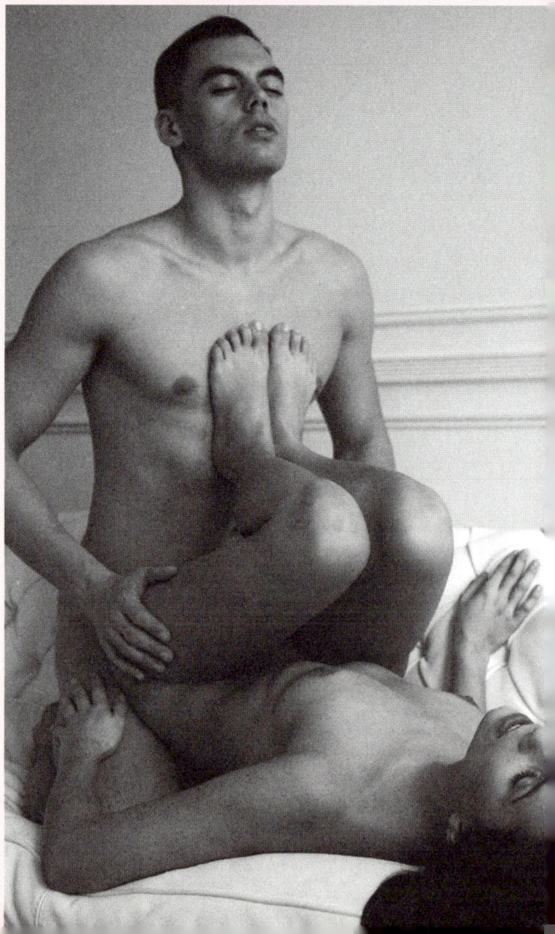

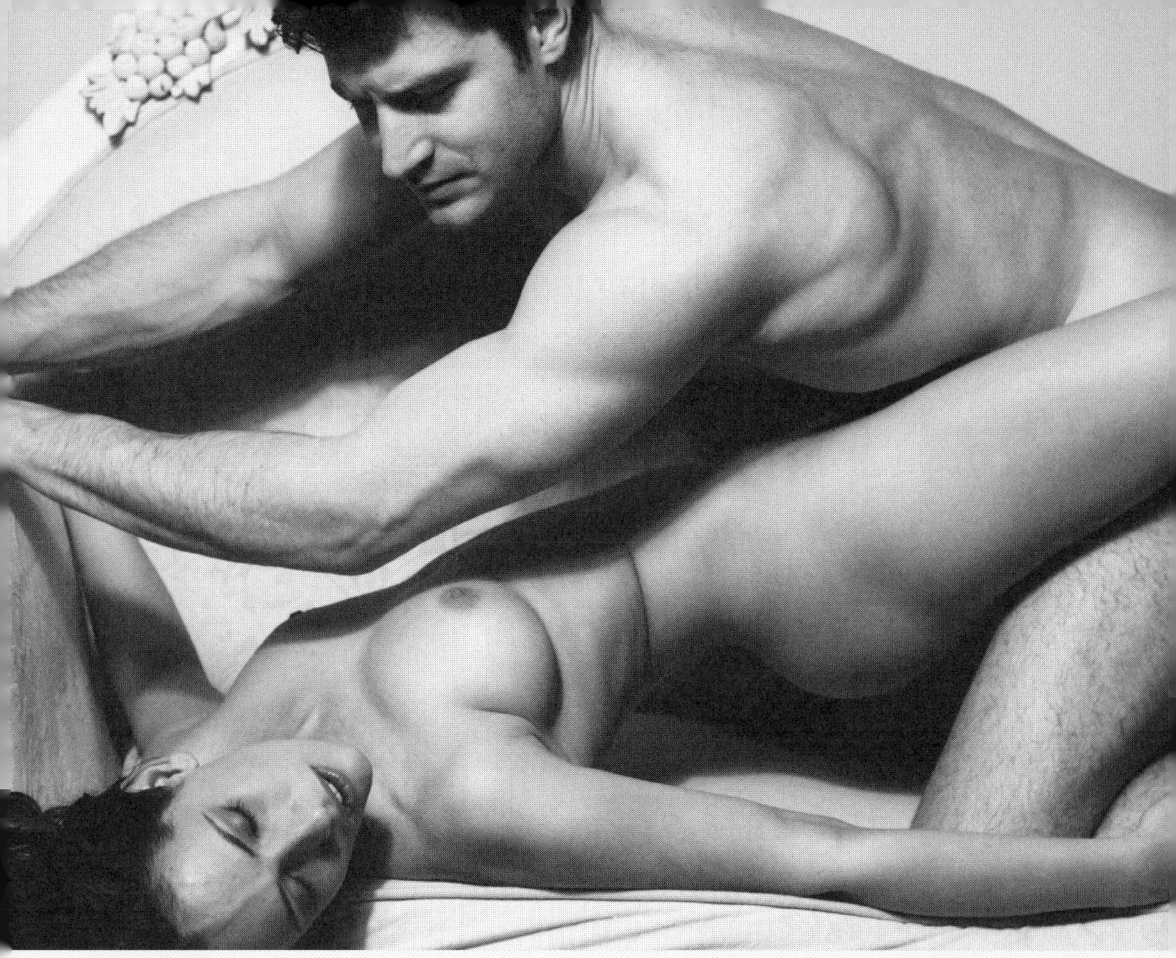

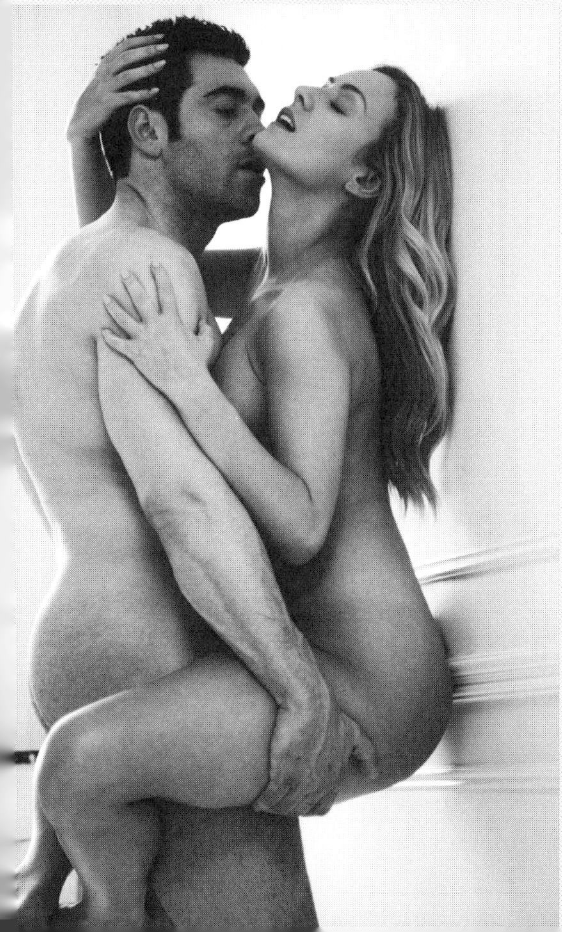

ORGASMISCHE STELLUNGEN II

MANCHMAL GENÜGT ES, SEX IN EINER BESONDERS AUFREIZENDEN STELLUNG ZU HABEN, um den Orgasmus zu befördern. Manche Menschen finden Sex im Stehen besonders erregend – sie kann sich dabei beispielsweise an eine Wand pressen und ihm das Becken aufreizend entgegenrecken oder er kann sie von vorn nehmen, während sie die Beine um seine Hüften schlingt und sich an einer Wand abstützt. Auch die klassische »Mann-oben-Position« lässt sich, wie die Bilder zeigen, vielfältig und nicht jugendfrei abwandeln.

DIE ORGASMUS-DIÄT

Es mag Sie überraschen, doch die beste Methode, zu intensivierten Orgasmen zu kommen, besteht darin, eine Zeitlang keine zu haben. Ich nenne das die Orgasmus-Diät. Sie brauchen sich nicht aller Intimität zu enthalten – im Gegenteil. Vielmehr geht es darum, zu den Grundlagen zurückzukommen, sich gegenseitig neu zu entdecken. So, als könnten Sie die Uhr zurückdrehen und beide wieder zu unerfahrenen, aber neugierigen Teenagern werden ...

Nach einer Orgasmus-Diät wird das Sexleben meist erotischer, leidenschaftlicher, sinnlicher. Die Diät umfasst vier Schritte: Es beginnt mit zarten Berührungen und erst beim vierten Schritt kommt es zum Sex. Man kann die vier Schritte in vier aufeinander folgenden Nächten absolvieren, aber auch Pausen von mehreren Tagen, einer Woche oder einem Monat dazwischen schalten. Und man kann auf einer Stufe mehrfach verharren.

GEHEIMTIPP: *Stellen Sie sich eine Kiste mit Sexspielzeug (siehe Seite 128) neben das Bett. Ich mag Pfauenfedern am liebsten – herrlich, wenn ich auf dem Bauch liege und mein Liebster meinen Rücken damit streichelt.*

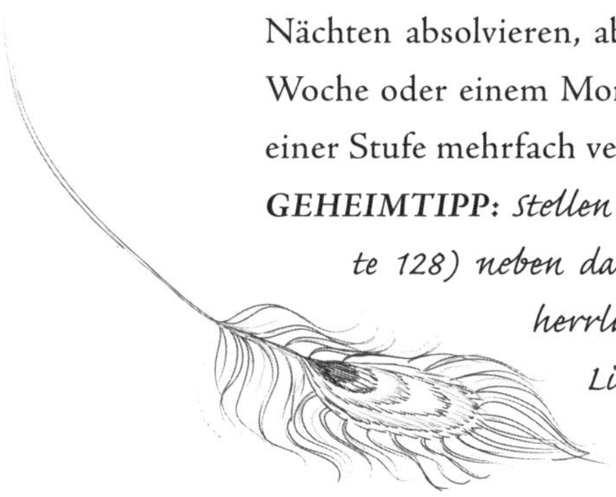

VORBEREITUNG

Bevor Sie mit der Orgasmus-Diät anfangen, schließen Sie folgenden Pakt miteinander:

- Erst bei Stufe vier darf es zum Orgasmus kommen.
- Sie tun nur, was Vergnügen/Spaß macht, sinnlich ist. Alles, was nach Anstrengung klingt, wird gemieden.
- Es herrscht kein Druck, keinerlei Verpflichtung. Sie müssen nicht erregt werden, der Mann muss keine Erektion bekommen. Sie müssen sich nicht zu Gefallen sein oder beeindrucken.
- Seien Sie bei jedem Schritt entspannt, geben Sie sich Ihren Empfindungen hin. Schweifen Ihre Gedanken ab, lenken Sie sie auf das Empfinden des Körpers zurück.

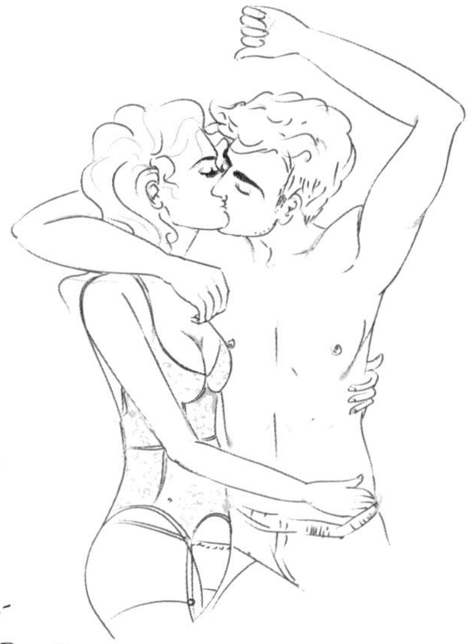

SCHRITT EINS

Hier wird nur geknutscht – als wären Sie wieder unerfahrene Teenager. Wichtigste Regel: Genitalien und Brustwarzen sind Tabu.

Streicheln Sie sich gegenseitig, küssen Sie sich, kuscheln Sie sich eng aneinander, saugen Sie an den Fingerspitzen oder Zehen des Partners, knabbern Sie leidenschaftlich an seinen Ohrläppchen. Verwenden Sie Fingerspitzen, Lippen, Haar, Zunge oder Seidenschals und Federn, um sich gegenseitig zu streicheln. Bestätigen Sie sich mit Worten oder nur mit einem »Mmmm«, um zu zeigen, was sich gut anfühlt …

GEHEIMTIPP: *Behalten Sie die Unterwäsche an. Necken Sie ihn, indem Sie die Finger unter den Gummizug seiner Unterhose stecken – aber nicht weiter!*

SCHRITT ZWEI

Auf dieser Stufe gehen Sie etwas weiter, denn es dürfen jetzt auch Genitalien und Brustwarzen in das Spiel einbezogen werden.

Lassen Sie sich antörnen, doch nicht bis zur Klimax. Lassen Sie die Erregung kommen und gehen. Bekommt er eine Erektion, integrieren Sie dies zwanglos in Ihre Erkundungen. Oralsex sollte entspannt und angenehm sein, nur ein Streicheln und Belecken.

Leiten Sie seine Hand zu neuen Arten der Berührung – etwa indem er mit der ganzen Handfläche über Ihre Vulva streicht und sie reibt. Wenn Sie etwas Besonderes wünschen, bitten Sie darum.

GEHEIMTIPP: *Die Brustwarzen des Mannes sind ein Sonderkapitel. Manche geben nicht gern zu, dass sie empfindlich sind, bei manchen sind sie es wirklich nicht. Lecken Sie über die Spitze und umkreisen Sie sie zärtlich neckend mit der Fingerspitze. Fragen Sie ihn, wie es sich für ihn anfühlt.*

SCHRITT DREI

Verhalten Sie sich wie bei den vorherigen Schritten. Sind Sie beide erregt und kommt es zur Penetration (vorzugsweise sollte die Frau die Reitposition auf ihm einnehmen), vermeiden Sie beide die typischen Beischlafbewegungen. Genießen Sie lediglich Ihre Empfindungen, ohne den Höhepunkt anzustreben. Experimentieren Sie mit dem geheimen Griff (siehe Seite 94), streicheln Sie sich gegenseitig, konzentrieren Sie sich auf zärtliche Sinnlichkeit. Wenn seine Erektion abflaut, ist das in Ordnung, denn der Orgasmus ist nicht das Ziel. Sagen Sie sich, was sich gut anfühlt.

GEHEIMTIPP: *Sitzen Sie in Reitstellung auf ihm, ziehen Sie ihn an den Händen in sitzende Position. Legen Sie die Arme um ihn und verwöhnen Sie ihn mit einem leidenschaftlichen Zungenkuss.*

SCHRITT VIER

Jetzt darf es bei beiden zum Orgasmus kommen. Durchlaufen Sie in geraffter Form alle vorangegangenen Schritte und bringen Sie sich auf diese Art langsam aber stetig zum Höhepunkt. Er darf auf jede Weise, durch Oralsex, 69, gegenseitige Masturbation oder »normalen« Verkehr mit Penetration erreicht werden, ist aber kein Muss. Das Hauptziel ist Ihr Vergnügen und Ihre Lust.

Statt nach der Orgasmus-Diät zum Sex nach Schema F zurückzukehren, sollten Sie von jetzt an alles, was Sie auf dem Gebiet der erotischen Sinnlichkeit erforscht und erlernt haben, in Ihr Liebesspiel einbauen. Und wenn Sie wollen, wiederholen Sie die Diät von Zeit zu Zeit.

GEHEIMTIPP: *Es besteht die Chance, dass Sie zum Ende der Diät so orgasmushungrig sind, dass Sie ganz neue Dimensionen ausloten. Mein Liebster verschaffte mir allein mit seinem Zeh einen Orgasmus!*

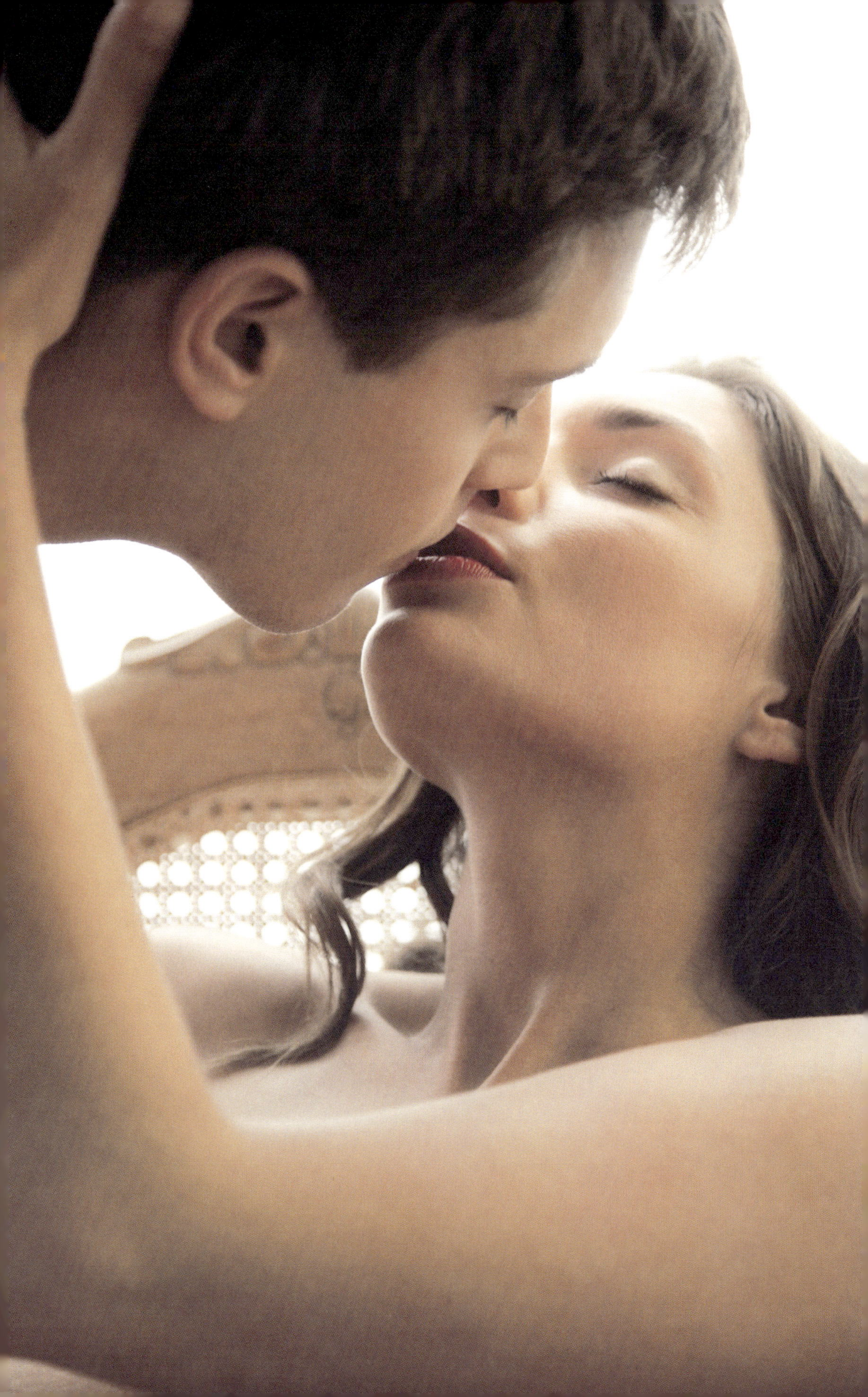

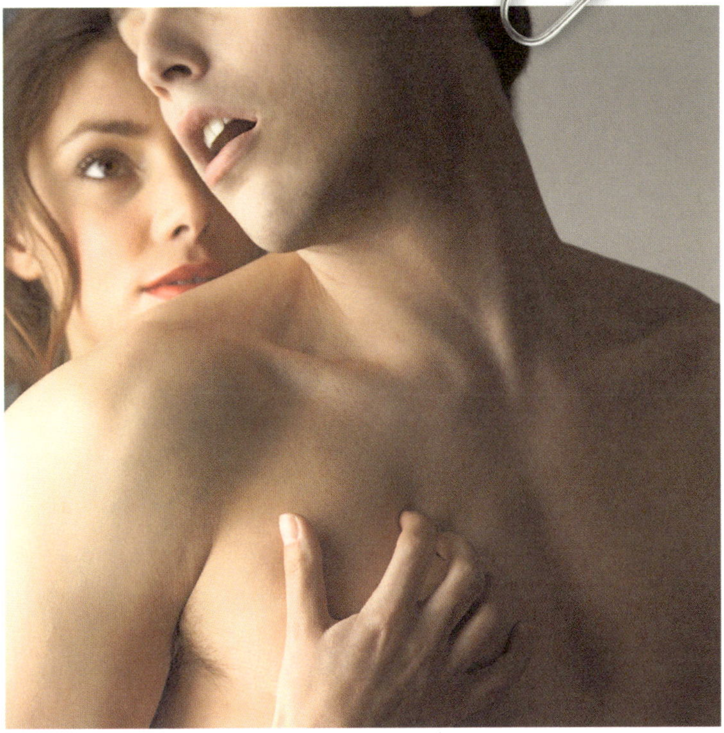

4 Abenteuer

GEWAGTER SEX

Haben Sie Ihre sexuelle Sicherheitszone lange nicht verlassen? Dann empfehle ich Ihnen einige Wagnisse. Ich sehe das immer als tolle Möglichkeit, mein Sexleben anzukurbeln. Und ich genieße es, mir »Unartigkeiten« auszudenken, mit denen ich meinen Liebsten überrasche. Auch Ihr Partner wird neue Ideen garantiert genießen.

MACHEN SIE IHR SPIEL

Die Vorbereitungen sind bereits ein Teil des Vergnügens – besonders, wenn Sie mit Ihrem Liebsten noch nie offen über Ihre Fantasien gesprochen haben. Legen Sie sich paar lose Zettel parat und schreiben Sie Ihre Fantasien – pro Blatt eine – mit wenigen Worten auf. Ordnen Sie Ihre »Sexkapaden«-Zettel dann nach den Kategorien »Einfach«, »Heftig«, »Könnt' ich nie – oder doch?« in drei Schachteln.

Seien Sie kreativ – blenden Sie Ihre Scham aus, denken Sie an Dinge, die Sie schon immer mal probieren wollten, von denen Sie gelesen oder gehört haben; auf dem Papier ist alles erlaubt. Hier ein paar Beispiele:

- Einfach: Ganzkörperrasur; Oralsex im Freien; eine Peep-Show-Vorstellung liefern/geliefert bekommen; eine Szene eines Erotikfilms nachspielen ...
- Heftig: Webcam-Sex; Sex auf einer Schaukel; detailgenau beschreiben, wie ich's mir selber machen will – dann tun; 69 im Stehen; abgefahrene Doktorspiele ...
- Könnt' ich nie – oder doch?: Enthüllen Sie wirklich grenzwertige Fantasien – einen Sexfilm drehen, Analsex haben, eine Domina sein.

Lesen Sie sich Ihre Fantasien gegenseitig vor und einigen Sie sich, in welche Schachtel der Zettel gehören soll (bei Uneinigkeit gilt die schwierigere Kategorie). Bestimmen Sie einen Abend der Woche zum Wagnistag, ziehen Sie, ohne zu schauen, einen Zettel aus der »Einfach«-Schachtel. Bis Sie zur Schachtel »Könnt' ich nie« kommen, sind Sie längst ein Profi in Sachen Sexkapaden.

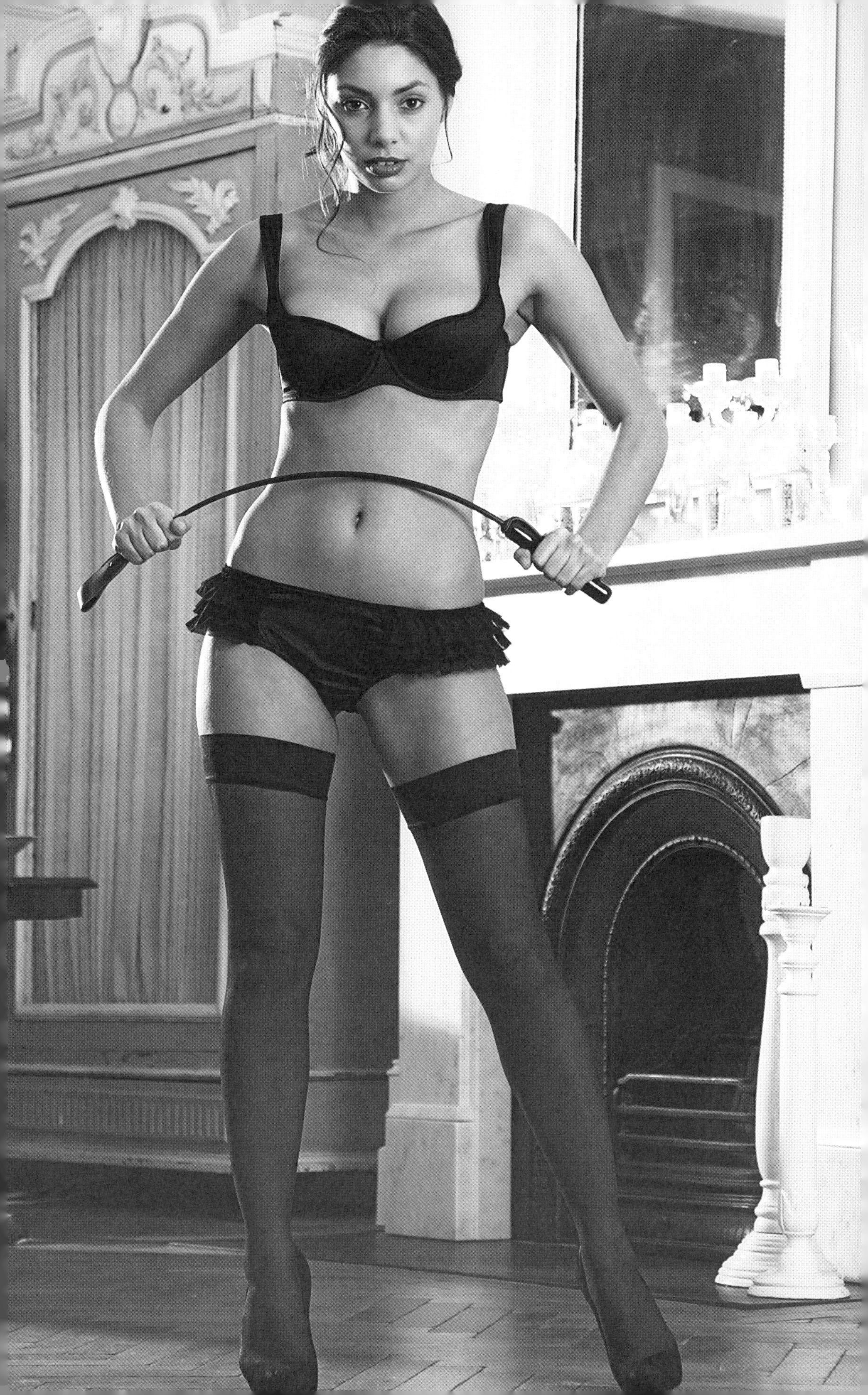

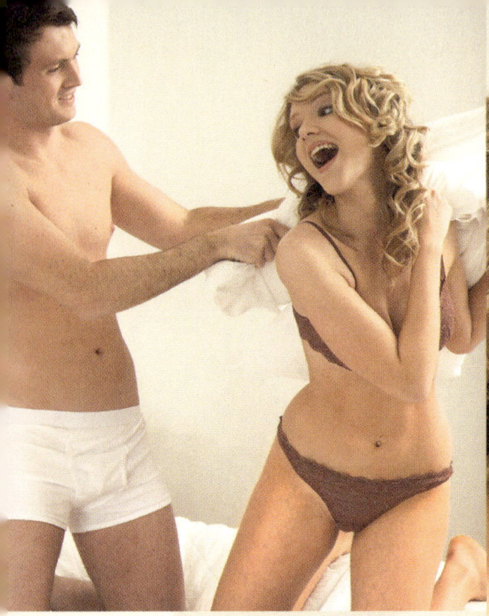
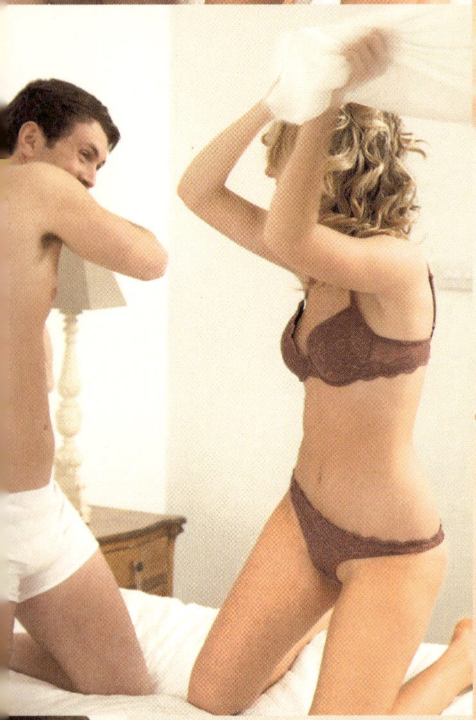
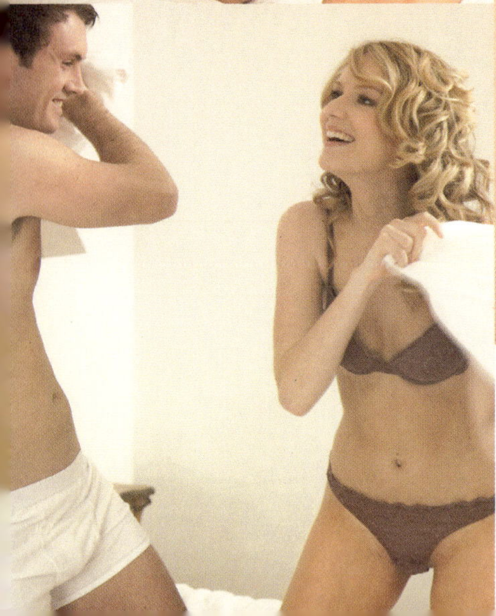
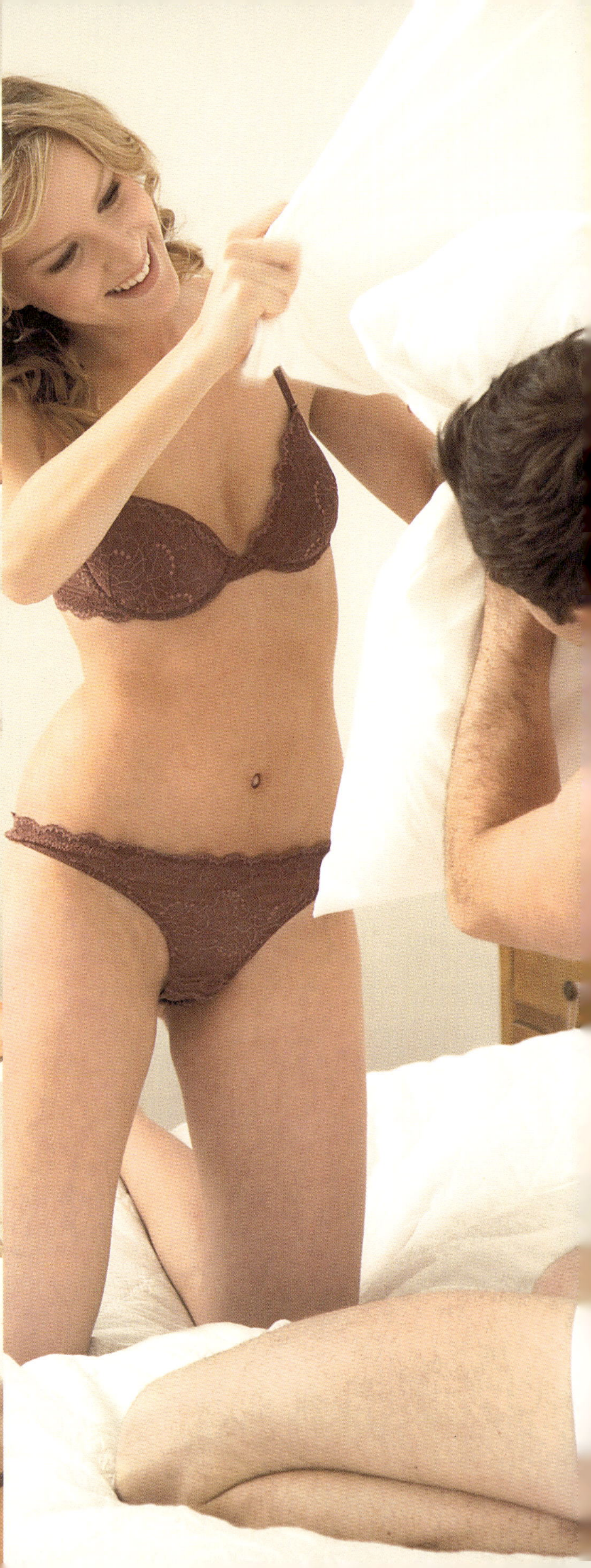

GEHEIMNISSE ...
des sinnlichen Spiels

- **PROBIEREN SIE EINE NEUE STELLUNG** ... und geben Sie ihr einen ulkigen Codenamen. Sagen Sie dann vor Freunden oder in der Öffentlichkeit: »Was hältst Du von einem chai latte, wenn wir nach Hause kommen?«

- **KISSENSCHLACHT** Ich liebe es, wenn eine Kissenschlacht sexy wird. Wenn Sie ihn besiegt haben, halten Sie seine Arme über seinem Kopf fest und »besteigen« Sie ihn triumphierend.

- **NACKT-YOGA** Bitten Sie ihn um Oralsex, während Sie einen Schulter- oder Kopfstand (oder eine Kerze) machen. Seien Sie auf einen Empfindungssturm gefasst.

- **69 MAL ANDERS** Nehmen Sie die 69-Stellung ein, doch spielen, saugen und lecken Sie gegenseitig an ihren Zehen.

- **FOOD-SEX** Bedecken Sie sich über und über mit Klebrigem, Flüssigem, Cremigem. Pressen Sie Ihre Körper aufeinander, lecken und schlecken Sie.

- **STELLEN SIE EINE SEX-REGEL AUF** ... an die Sie sich eine Nacht lang halten – etwa, keine Hände, nur Zunge und Lippen; nur Stellungen im Stehen.

- **EINE NEUE »FRISUR«** Bringen Sie Ihr Schamhaar mit einem Spezialrasierer in Herzform oder machen Sie eine Totalrasur und überraschen Sie ihn mit einem speziell für diese Region vorgesehenen Sticker.

AUSSERHALB DES SCHLAFZIMMERS

Sex einmal nicht im Bett zu haben, wird Ihr Sexleben revolutionieren. Auch für mich hat das immer einen Hauch von Verruchtheit, der äußerst erregend ist. Es bietet den Schauer des Verbotenen und kann ein erregendes Risiko sein.

- Das geforderte Teamwork kann äußerst sexy sein.
- Sie können das geile Vergnügen von Stellungen erproben, die auf der Matratze nicht funktionieren, wie etwa Stellungen im Stehen.
- Sie schaffen sich unvergessliche sexuelle Erinnerungen.

IST DER PLATZ NOCH FREI?

Sex im Sitzen gehört zu den aufregenden Erfahrungen, die Sie machen können, wenn Sie sich außerhalb des Bettes vergnügen. Sie können große erotische Kontrolle ausüben, indem Sie rittlings auf ihm sitzen und sich auf und ab bewegen. Und er gerät in besondere Leidenschaft, weil er sich zurücklehnen und Ihren Anblick genießen kann.

GEHEIMTIPP: *Möchten Sie etwas Abgefahrenes probieren? Fesseln sie, wenn er auf dem Stuhl sitzt, seine Hände hinter der Lehne und seine Knöchel an die Stuhlbeine. Jetzt können Sie ihm einen blasen oder sich nach Lust und Laune auf seinen Schoß setzen.*

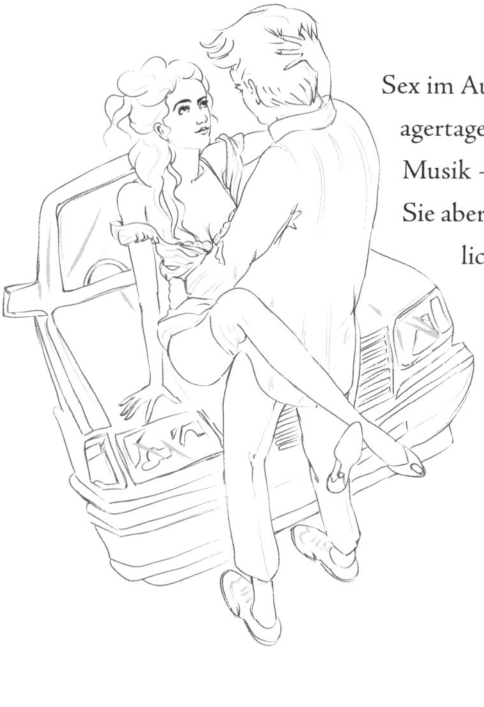

AUF DEM FAHRERSITZ

Sex im Auto kann eine erregende Erinnerung an Teenagertage sein. Hören Sie romantische oder verruchte Musik – alles, was zu Ihrer Stimmung passt. Parken Sie aber immer an Stellen, wo es erlaubt ist und möglichst niemand vorbeikommt.

GEHEIMTIPP: *Machen Sie Liebe auf dem Auto statt im Auto. Nutzen Sie die Motorhaube wie den Küchentisch. Legen Sie sich lasziv zurück und bitten Sie ihn, Sie zuerst mit Oralsex zu verwöhnen.*

WILDE SPIELE IM GARTEN

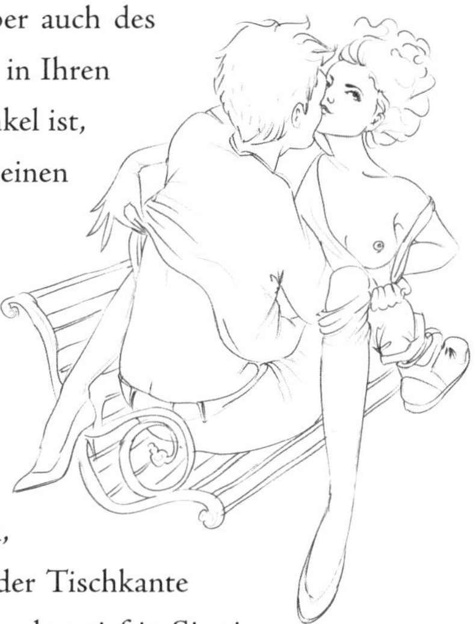

Sex im Garten kann das Flair des Riskanten, aber auch des Romantischen haben. Kann man von allen Seiten in Ihren Garten hineinschauen, warten Sie, bis es ganz dunkel ist, ziehen Sie sich in ein Zelt zurück oder wählen Sie einen der »Unsichtbarkeits«-Tipps von Seite 136.

GEHEIMTIPP: *Machen Sie Sex in einem Baum – wählen Sie einen niedrigen Ast, auf dem er sitzen und sich am Stamm abstützen kann.*

WENNS HEISS WIRD ...

Sex in der Küche bietet die Chance zu zügellosem, tollem Sex auf dem Küchentisch. Wenn Sie auf der Tischkante sitzen, können Sie den Kick genießen, dass er besonders tief in Sie eindringen kann. Männer lieben diese Stellung ganz besonders, denn sie können frei agieren, ohne ihr Gewicht abstützen zu müssen.

GEHEIMTIPP: *Wählen Sie diese Stellung, wenn Sie eine sinnlich tiefe Penetration wollen. Lassen Sie die Beine nicht über die Tischkante baumeln, sondern ziehen Sie sie eng an die Brust.*

HEISS UND NASS

Unter der heißen Dusche scharf zu werden – zumal, wenn man zu zweit duscht – ist sinnliche Wonne pur. Die Wasserstrahlen treffen wie streichelnde Finger überall auf den Körper. Wenn Sie ihm den Rücken zuwenden, sich nach Art des Hündchens vorbeugen und sich mit den Händen an der Wand abstützen, kann er von hinten eindringen. Ihr G-Punkt erfährt so die beste Stimulierung und er hat einen erregenden Blick auf ihre Hinterbacken.

GEHEIMTIPP: *Falls Sie fürchten in der nassen Duschwanne den Halt zu verlieren, kommen Sie heraus und halten Sie sich am Wachbecken- oder Wannenrand fest.*

GEHEIME BEKENNTNISSE

Sexy Outfit

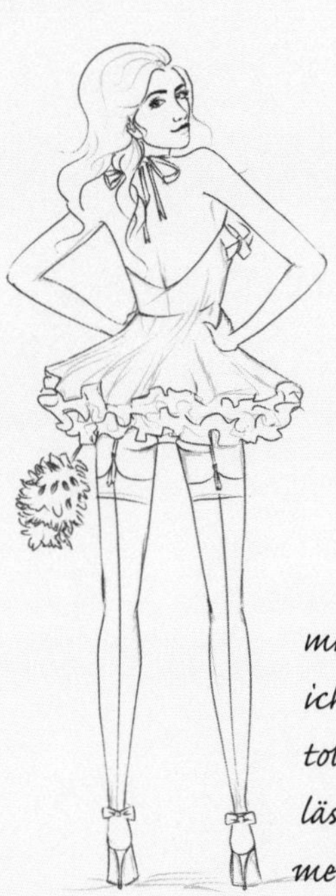

Ich habe jüngst das Korsett mit Kürasstaille für mich entdeckt. Es bringt meinen Leib auf herrlich aufreizender Art in Form, weil es die Brüste hebt und die Hüften betont. Es verwandelt sogar mein Verhalten im Bett: Ich werde mutiger, selbstsicherer, fordernder – und ich bin mit meiner Vorliebe nicht allein…

»Mein Freund brachte mir ein Zimmermädchen-Outfit mit, so ein Korsett mit superkurzem Glockenröckchen. Wenn ich es anziehe, kann er die Augen nicht von mir wenden – toll! Ich spiele das Zimmermädchen für ihn, das etwas fallen lässt und sich, um es aufzuheben, so bückt, dass er den Blick auf mein Höschen hat. Es hilft mir, denn normalerweise bin ich sehr schüchtern.«

»Ich ging auf ein Kostümfest mit erotischem Thema und trug einen hautengen Body aus schwarzem Latex, unter dem sich alles bestens abzeichnete. Ich kann sehr glücklich berichten, dass das meine sexuelle Selbstsicherheit mächtig gestärkt hat – in den Augen der anderen Partygäste sah ich das pure Verlangen.«

»Mein Lieblingsoutfit ist nichts wirklich Gewagtes, nur ein japanischer Seidenkimono, der eben gerade meine Pobacken bedeckt. Darunter trage ich ein umwerfend tolles Spitzenhöschen mit offenem Schritt – sonst nichts. Es macht mich tierisch an, sein Gesicht zu beobachten, wenn ich neben dem Bett stehend langsam den Kimono vom Körper gleiten lasse…«

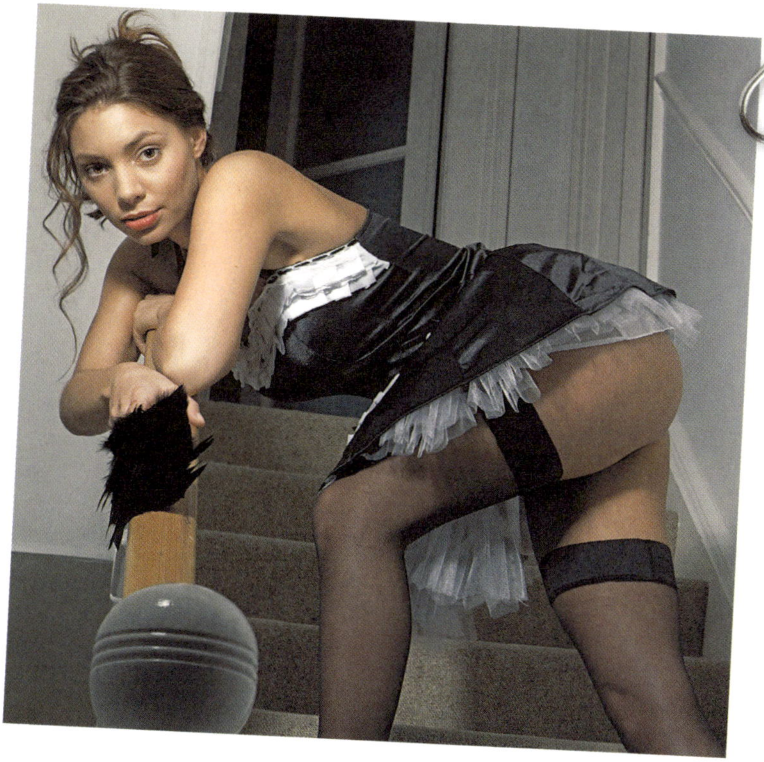

… Eine neue Persona

GEHEIMES SEXSPIELZEUG

Als mir eine Freundin erzählte, sie habe noch nie ein Sexspielzeug gekauft, sie improvisiere mit normalen Haushaltsgegenständen, ging ich nachdenklich heim und betrachtete nicht nur meine elektrische Zahnbürste mit ganz neuen Augen! Ich entdeckte jede Menge anderer Gegenstände, die man zu erotischen Spielen zweckentfremden kann, man braucht nur eine etwas abgedrehte Fantasie.

DIE HÄUSLICHE SEXGÖTTIN

Nehmen Sie Ihren Haushalt in Augenschein. Suchen Sie nach geeigneten Gegenständen und legen Sie alles, was Ihre Fantasie anregt, in eine »Spielzeugkiste«. Ihr Liebster und Sie haben dann das zusätzliche heimliche Vergnügen, dass niemand außer Ihnen weiß, wozu Ihnen die normalsten Haushaltsgegenstände dienen. Hier ist meine Favoritenliste:

- Teigroller – Der große Gesäßmuskel des Mannes verträgt viel Druck. Ihn mit einem Nudelholz durchzuwalken, ist für ihn eine viel befriedigendere und intensivere Massage, als Ihre Hände sie ihm bieten könnten. Er kann einen flauschigen Farbroller benutzen, um Ihnen Bauch und Brüste zu massieren.
- Schürze – Bereiten Sie ihm das Frühstück und bringen Sie es ihm nur mit einer Schürze bekleidet. Wenn Sie sich umdrehen, hat er freien Blick auf ihren unbekleideten Rücken und Po.
- Medizinball – Machen Sie Sex auf einem großen Gymnastikball. Er setzt sich mit gespreizten Beinen darauf, Sie setzen sich auf seinen Schoß und hüpfen – eine wacklige, aber sehr lustige Angelegenheit.
- Sitzsack – Sex auf einem mit Bohnen oder Styroporkugeln gefüllten Sitzsack ist klasse, weil sich der Sack den Körperkonturen anpasst. Legen Sie sich bäuchlings darauf und lassen Sie Ihren Liebsten von hinten eindringen.
- Öltropfflasche – Füllen Sie Kokosöl in eine Tropfflasche, stellen Sie sie 10 Minuten in heißes Wasser, damit das Öl Körpertemperatur bekommt und träufeln Sie sich gegenseitig Öl über den nackten Körper.

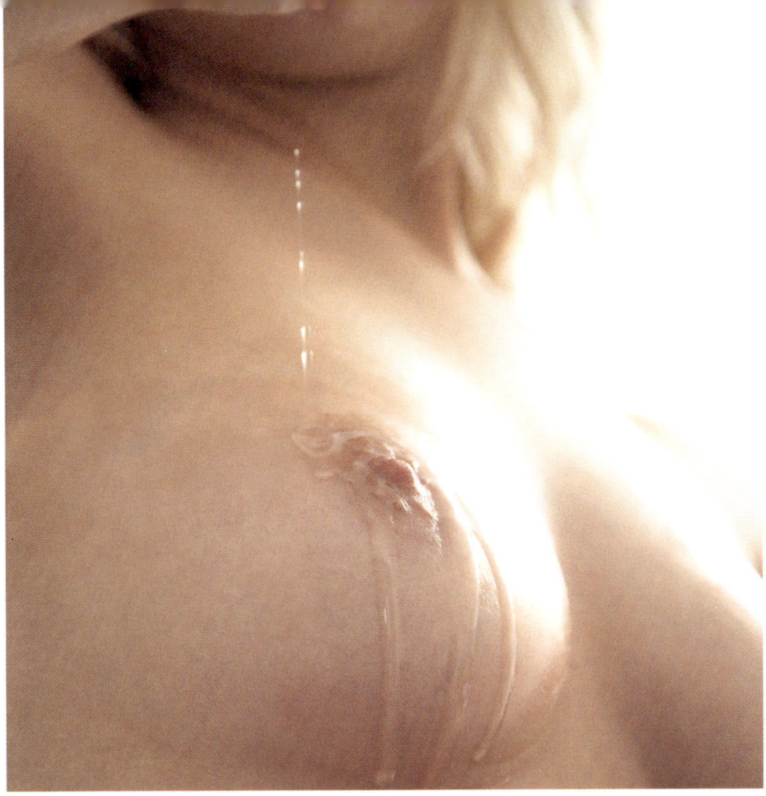

- Staubwedel – Mit den Federn eines Staubwedels können Sie sich gegenseitig wunderbar von Kopf bis Fuß streicheln und kitzeln.
- Perlenschnüre – Nehmen Sie Ihre Perlenkette vom Hals und winden Sie sie verführerisch um seinen Penis. Wünschen Sie eine besondere Stimulierung der Klitoris beim Sex, lassen Sie die Kette um seine Peniswurzel gewunden und machen Sie Liebe in der Reitstellung.
- Standspiegel – Wir legten unseren großen Standspiegel eines Nachts flach auf den Boden und hatten Sex darüber; es gab uns beiden höchst anregende Einblicke.
- Wäscheklammern – die perfekte Alternative zu Nippelklammern, die man auch an anderen fleischigen Körperstellen verwenden kann. Beginnen Sie mit den Ohrläppchen.
- Haargummi – Haben Sie lange Haare, halten Sie sie mit einem breiten, flauschigen Haargummi zusammen, wenn Sie sich mit Ihrem Liebsten zum Liebemachen treffen. Ziehen Sie den Gummi vom Haar, lassen Sie die Haare über die Schultern fallen und während Sie ihm mit Hand oder Zunge zur Erektion verhelfen, streifen Sie den Haargummi als eine Art Penisring um die Wurzel seines Glieds (aber nur, wenn der Gummi nicht zu klein und eng ist).

GEILE ROLLENSPIELE

Wenn ich Lust auf etwas besonders Aufregendes habe, schlage ich ein Rollenspiel vor. So zu tun, als wäre ich eine andere Person, hilft mir, Dinge zu machen, deren ich mich im normalen Leben schämen würde. Im Spiel aber hat das etwas enorm Anregendes. Fragen Sie sich, wer oder was sie gern einmal sein würden und setzen Sie es um.

WER WOLLEN SIE HEUTE NACHT SEIN?

Ein Rollenspiel kann harmlos oder leicht frivol sein, aber auch die dunkelsten Ihrer tief verborgenen Begierden zum Vorschein bringen. Ein harmloses Spiel kann sich um zwei Fremde drehen, die sich auf einem Maskenball begegnen. Zu den dunkleren Aspekten gehören Sado-Maso-Spiele zwischen Herr und Sklave. Sie entscheiden, wie weit Sie gehen wollen.

Der Kick des Rollenspiels liegt meist in einer Verkehrung der Machtverhältnisse. Sowohl Ihr Liebster als auch Sie sollten zunächst – getrennt – die folgenden Fragen beantworten:

- Hegen Sie die Fantasie, die Führung zu übernehmen und die sexuelle Kontrolle zu haben?
- Wenn Sie die Führung innehaben, möchten Sie dann freundlich und nachgiebig oder herrisch und strikt sein?
- Sehen Sie sich in Ihrer Fantasie völlig hilflos ausgeliefert?
- Wenn Sie sich hilflos sehen, würden Sie dann auch gern regelrecht überwältigt und »genommen« werden?
- Möchten Sie je nach Laune verschiedene Rollen spielen, mal dominant, mal unterwürfig sein?

Vergleichen Sie nun gemeinsam Ihre Antworten und besprechen Sie, wie Sie Ihre Fantasien umsetzen könnten. Dass beide Partner nur dominieren oder nur unterwürfig sein wollen, ist eine seltene Kombination. Mein Liebster und ich lieben beide den Wechsel je nach Laune. Für diejenigen, denen Rollenspiele Neuland sind, gebe ich im Folgenden einige Anregungen. Sie entscheiden, wer welche Rolle übernimmt:

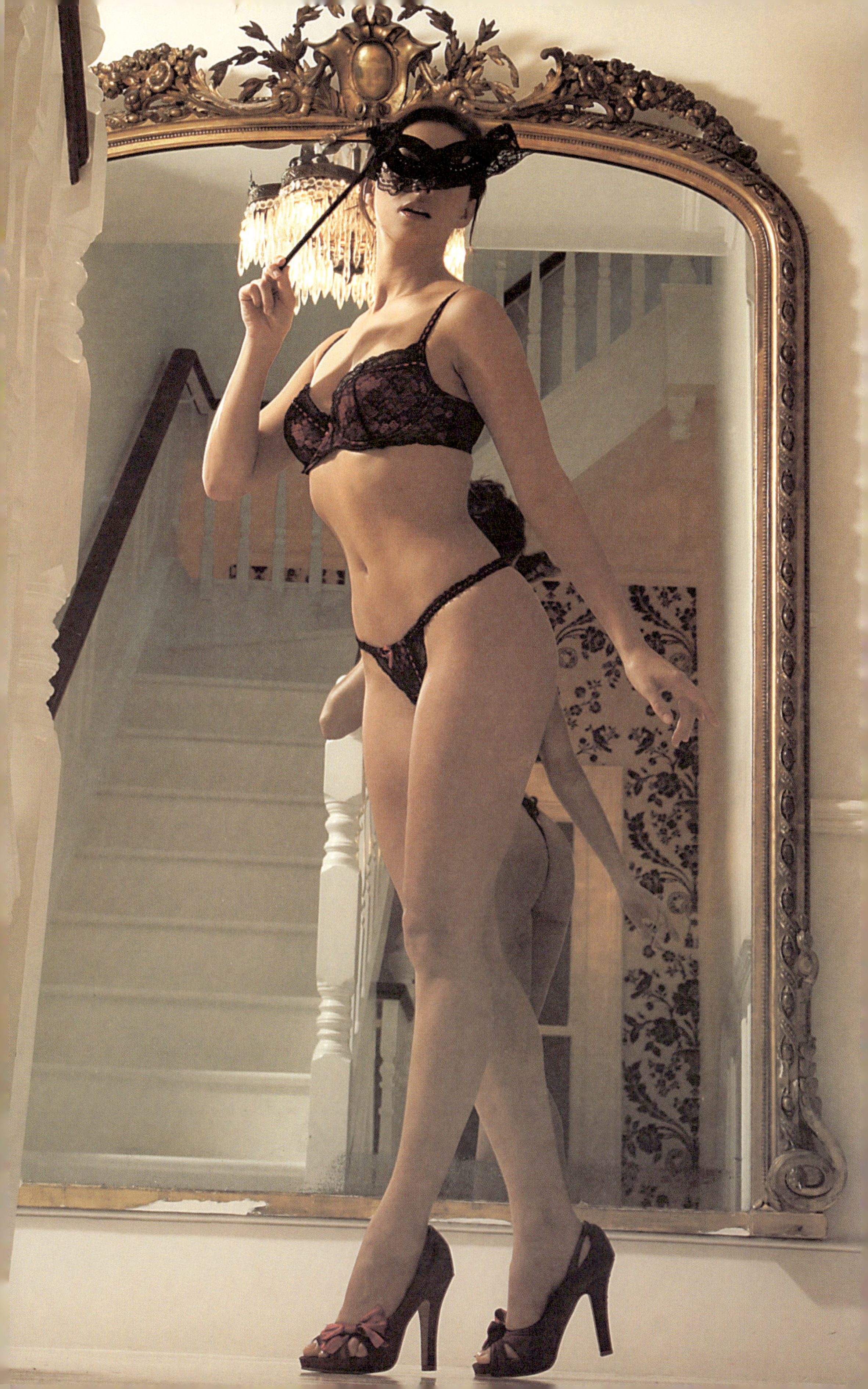

- Voyeur und Exhibitionist: Sie sind in ihrem Schlafzimmer, ziehen sich aus, streicheln sich, kommen in Stimmung und beginnen zu masturbieren. Vor der Schlafzimmertür steht ein Fremder, der Sie mit wachsender Erregung beobachtet – was geschieht als Nächstes?
- Sextherapeut und Klient: Der Therapeut schlägt Methoden vor, wie Sie zum Höhepunkt kommen, darf aber aus beruflichen Gründen nicht selbst aktiv werden. Schaffen Sie es, ihn doch dazu zu verführen?
- Boss und Angestellter: Nach langem Arbeitstag sind nur noch diese beiden im Büro, der Boss beginnt, zunehmend intimere »Arbeiten« zu verlangen. Der Angestellte muss ihm die Schuhe ausziehen und die Füße massieren ... Der Angestellte darf nicht aufmucken. Hat er alle Wünsche erfüllt, kann der Boss entscheiden, ob er sich durch Gegenleistungen erkenntlich zeigt oder nicht.
- Begleiter und Kunde: Er oder sie hat sich für einen Abend einen Begleitdienst bestellt, der alle Wünsche des Kunden befriedigen muss.
- Herr und Sklave: Der Sklave war aufmüpfig und muss diszipliniert werden, der »Herr« bestimmt die Art der erotischen »Bestrafung« (etwa Schläge aufs Hinterteil) und auch, ob er den Sklaven »belohnen« will (etwa mit Oralsex).
- Maler und Modell: Das Modell soll dem Künstler für ein Aktbild posieren und muss sich so hinlegen oder stellen, wie es der Maler vorgibt.

UNTERWÜRFIG ODER DOMINANT?

Frauen (und Männer), die viel Verantwortung zu tragen haben, im Alltag großem Druck ausgesetzt sind, empfinden es als befreiend, beim Sex dominiert und von einem Boss »gegängelt« zu werden. Schüchterne, im Job herumkommandierte Menschen zeigen hingegen gern ihre dominante Seite.

DER ROLLE LEBEN EINHAUCHEN

Es gibt verschiedene Möglichkeiten in eine Rolle zu schlüpfen. Gehen Sie mit Ihrem Liebsten die folgende Liste durch und wählen Sie die Technik, die Ihnen zusagt:

- Kleidung: Ein »Kostüm« anzuziehen macht nicht nur Spaß, sondern kann die Persönlichkeit verändern. Ob Sie den weißen Baumwollschlüpfer gegen ein »heißes« schwarzes Spitzenhöschen tauschen oder in eine Uniformjacke schlüpfen – es wird auch Ihr Verhalten ändern. Eine Freundin hat in ihrem Kleiderschrank eine regelrechte »Kostümecke« reserviert.
- Schuhe: Sie allein können genügen, einen in die richtige Rolle zu bringen, seien es hochhackige Pumps oder enge Stiefel mit extrem hohem Schaft für sie oder Cowboystiefel für ihn ...
- Masken: Sind die Gesichter der Partner durch Masken verdeckt, befreit dies die Fantasie. Es sollten aber keine Plastikmasken sein, die das ganze Gesicht bedecken, sondern nur die Augenpartie verbergende Larven.
- Augenbinden: Sie helfen nicht nur, Hemmungen zu überwinden, sie verstärken auch sämtliche Empfindungen (siehe auch Seite 76–77).
- Requisiten: Sie verleihen der angenommenen Rolle nicht nur Authentizität, sie können auch direkt zum Einsatz kommen. Keine Domina ist ohne Peitsche perfekt, kein Polizist ohne Handschellen, kein Sextherapeut ohne Sexspielzeuge, die er für die »Therapie« benötigt.
- Stimme und Verhalten: Wer die dominante Rolle spielt, braucht ein selbstsicheres, bestimmendes Auftreten und muss mit fester, kommandierender Stimme sprechen. Der Unterwürfige wird ein leises »Stimmchen« annehmen, vielleicht, falls es ihm so befohlen wird, ganz schweigen.

GEHEIMTIPP: *Wenn ich die dominante Rolle spiele, verwirre ich meinen Liebsten dadurch, dass ich mal liebevoll, mal unerbittlich hart bin. Meiner Meinung nach steigert die Unvorhersehbarkeit die Erotik des Spiels.*

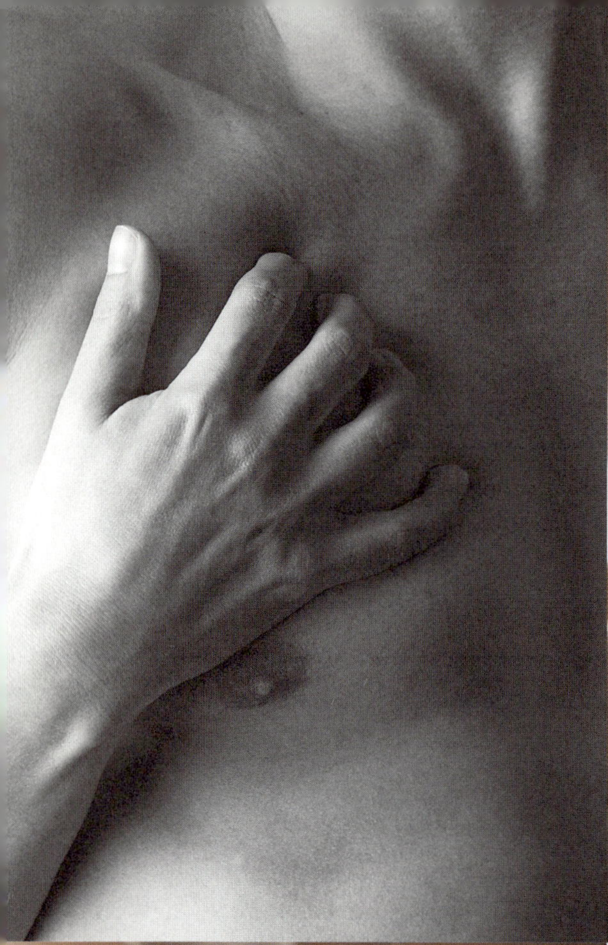
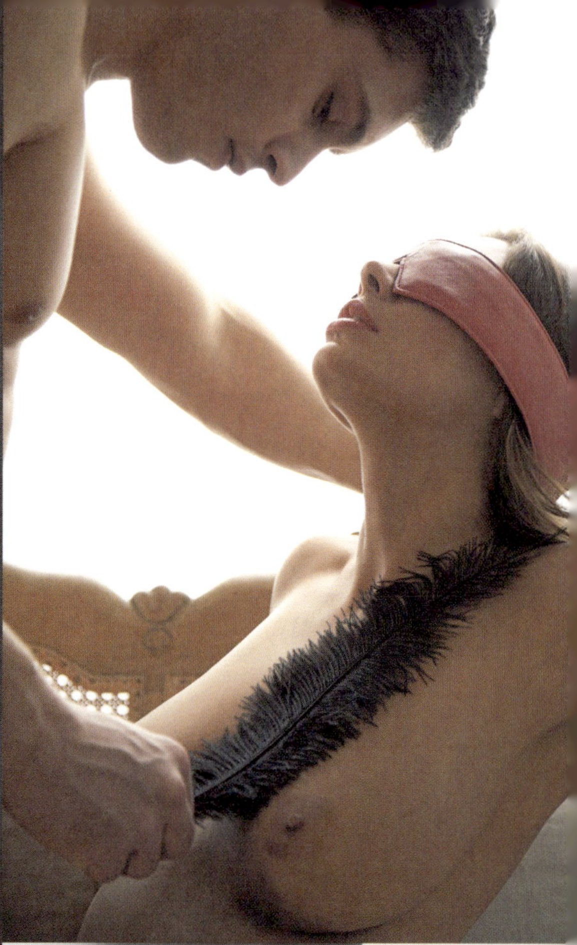
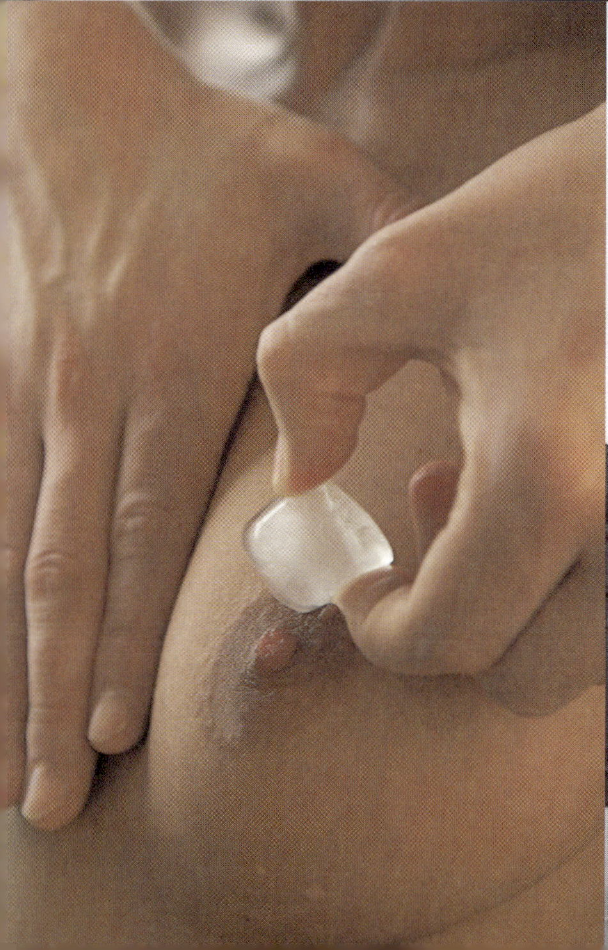
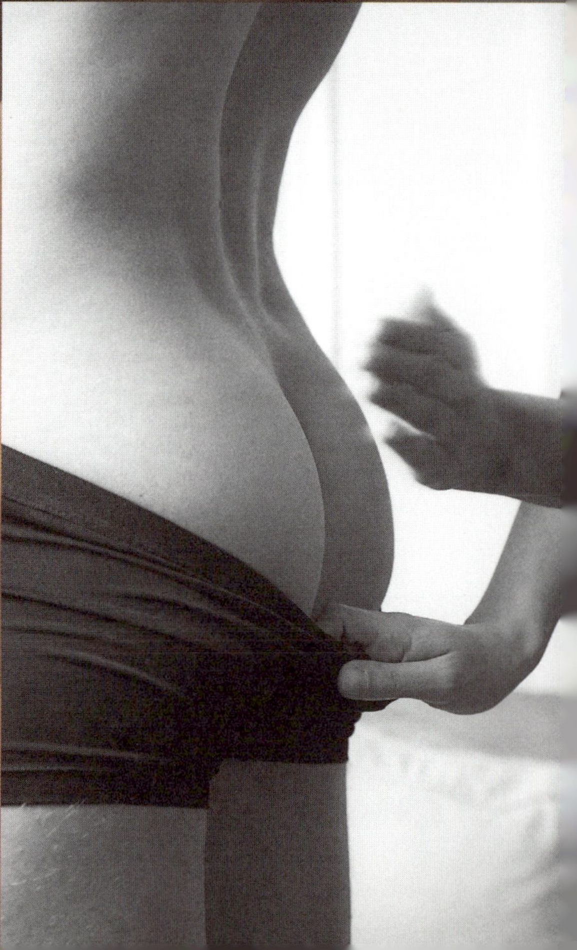

GEHEIMNISSE …
von Lust und Schmerz

- **DIE EISKÖNIGIN** Bitten Sie Ihren Partner, Ihre Brustwarzen (oder Schamlippen, Klitoris, Vagina) mit einen Eiswürfel zu umfahren und dann warmes (nicht heißes) Wasser darauf zu träufeln. Oder er kann die Stellen lecken, nachdem er einen Schluck heißen Tee getrunken hat. Echte Eisköniginnen verwenden sogar einen eisgekühlten Dildo – aber Vorsicht, es darf keinesfalls zu Erfrierungen kommen!

- **LIEBESHANDSCHUH** Verbinden Sie ihm die Augen, wenn er flach auf dem Rücken liegt, und streicheln Sie seinen Penis, indem Sie verschiedene Handschuhe überstreifen. Einen Leder-, einen Gummi-, einen Wollhandschuh. Mein und sein Favorit sind Seidenhandschuhe.

- **SPIEL DER EMPFINDUNGEN** Streicheln Sie sich gegenseitig mit Federn, ziehen sie die Fingernägel mit schwachem Druck über die Haut, zwicken Sie sich … Augenbinden verstärken die Empfindungen.

- **KLAPS AUF DEN PO** Dass der »versohlte« Hintern sexuell anregend sein kann, haben mein Liebster und ich kürzlich festgestellt. Ich streichle ihm über die nackte Hinterbacke und versetze ihm dann einige Klapse mit der flachen Hand, danach streichle ich wieder. Ziel der Hand sollte der fleischigste Teil sein. Auch flache Gegenstände (Rücken der Haarbürste, Kochlöffel) eignen sich zum Schlagen.

- **HEISSE ÜBERRASCHUNG** Bereiten Sie den Raum für eine Massage bei Kerzenlicht. Nehmen Sie dann eine der Kerzen und lassen Sie Wachs von seinem Nacken bis zum Steißbein auf seinen Rücken tropfen und verreiben Sie es sinnlich. Vorsicht: Nur »Massagekerzen« verwenden, normales Wachs ist zu heiß.

SEX IN DER ÖFFENTLICHKEIT

Macht Sie die Vorstellung an, Sex in der Öffentlichkeit zu haben? Dann sind Sie nicht allein. Mich törnt der Gedanke sehr an, allerdings musste ich auch erfahren, dass man tunlichst darauf achten sollte, beim Sex in der Öffentlichkeit nicht erwischt zu werden.

DIE KUNST, ES UNSICHTBAR ZU MACHEN

Erstens: Kleiden Sie sich für die Gelegenheit; das heißt: leicht zu lüpfender Rock und leicht zu öffnende Hose (keine Slips). Beherzigen Sie den Rat eines Profis: »Kleiden Sie sich ›büromäßig‹. Wenn Sie ordentlich angezogen sind, wird man im Zweifelsfall eher zu Ihren Gunsten entscheiden.«

Zweitens: Stellung ist alles – wählen Sie eine unverfängliche Körperhaltung, etwa die Löffelstellung unter dem Badetuch am Strand. Oder sie setzt sich, Rücken zu ihm, auf einer Parkbank auf seinen Schoß. Oder schlingen Sie beim Baden im Meer ihre Beine um seine Hüften.

Drittens: Wählen Sie statt der »normalen« Stöße des Verkehrs Tantra-Techniken, die auf dem geheimen Griff beruhen (siehe Seite 94). Wollen Sie auf die normalen Bewegungen nicht verzichten, führen Sie sie langsam und unregelmäßig aus. Und lesen Sie noch einmal das Kapitel »Die Kunst des Quickies«, ab Seite 106.

DIE PRIVATE ALTERNATIVE

Ist öffentlicher Sex zu riskant, probieren Sie es mit Sex vor dem offenen oder geschlossenen Fenster (doch hinter der Gardine). Sie haben den Kitzel des »Jemand-könnte-uns-beobachten«, ohne das Risiko, wegen Erregung öffentlichen Ärgernisses verklagt zu werden. Oder wählen Sie den gut mit einer Markise abgedeckten Balkon. Bringen Sie sich mit Fantasien in Stimmung und mit Worten, die besonders anspielungsreich sind. Besteht die Gefahr, dass man Sie belauscht, verwenden Sie Codewörter für obszönere Begriffe.

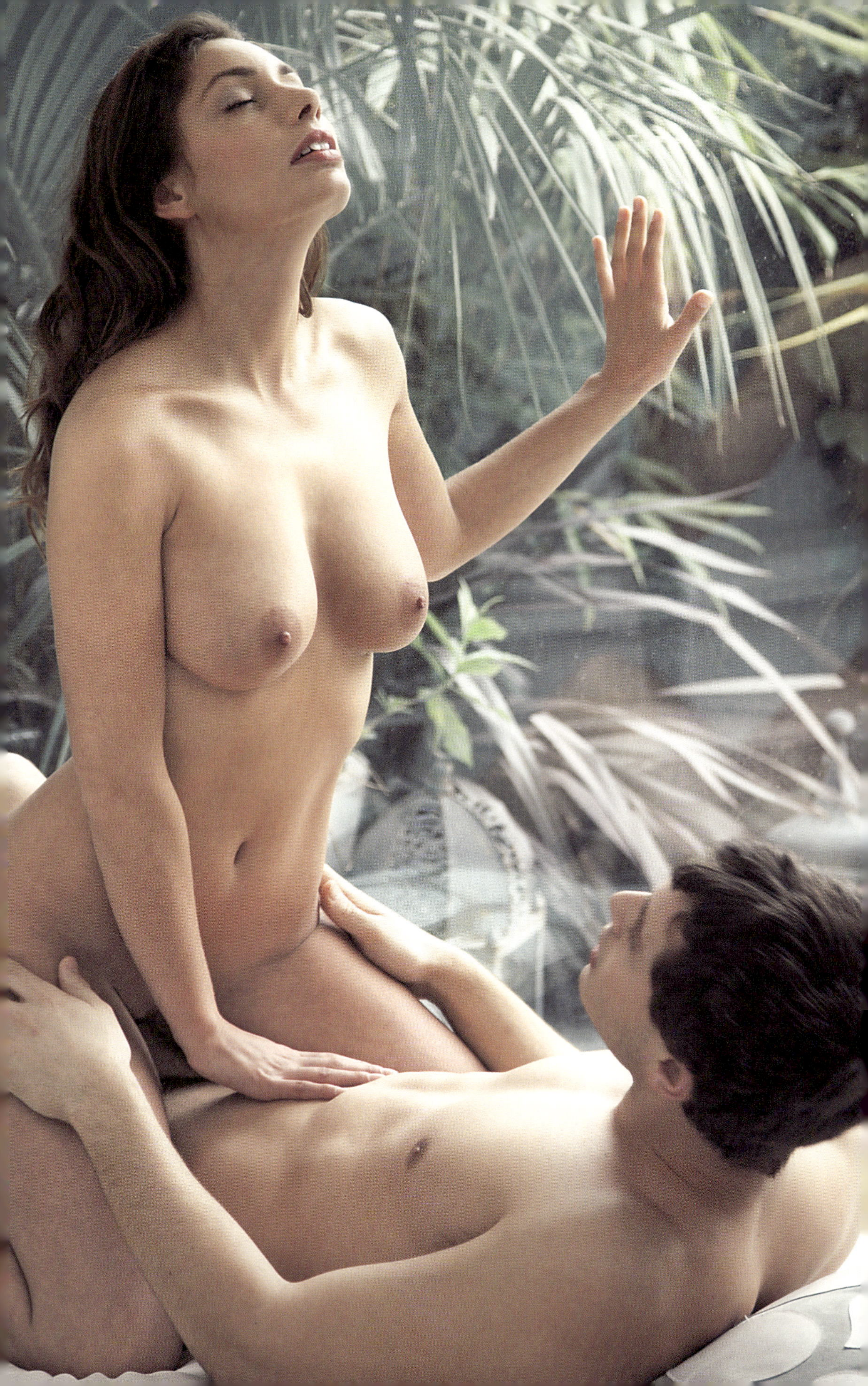

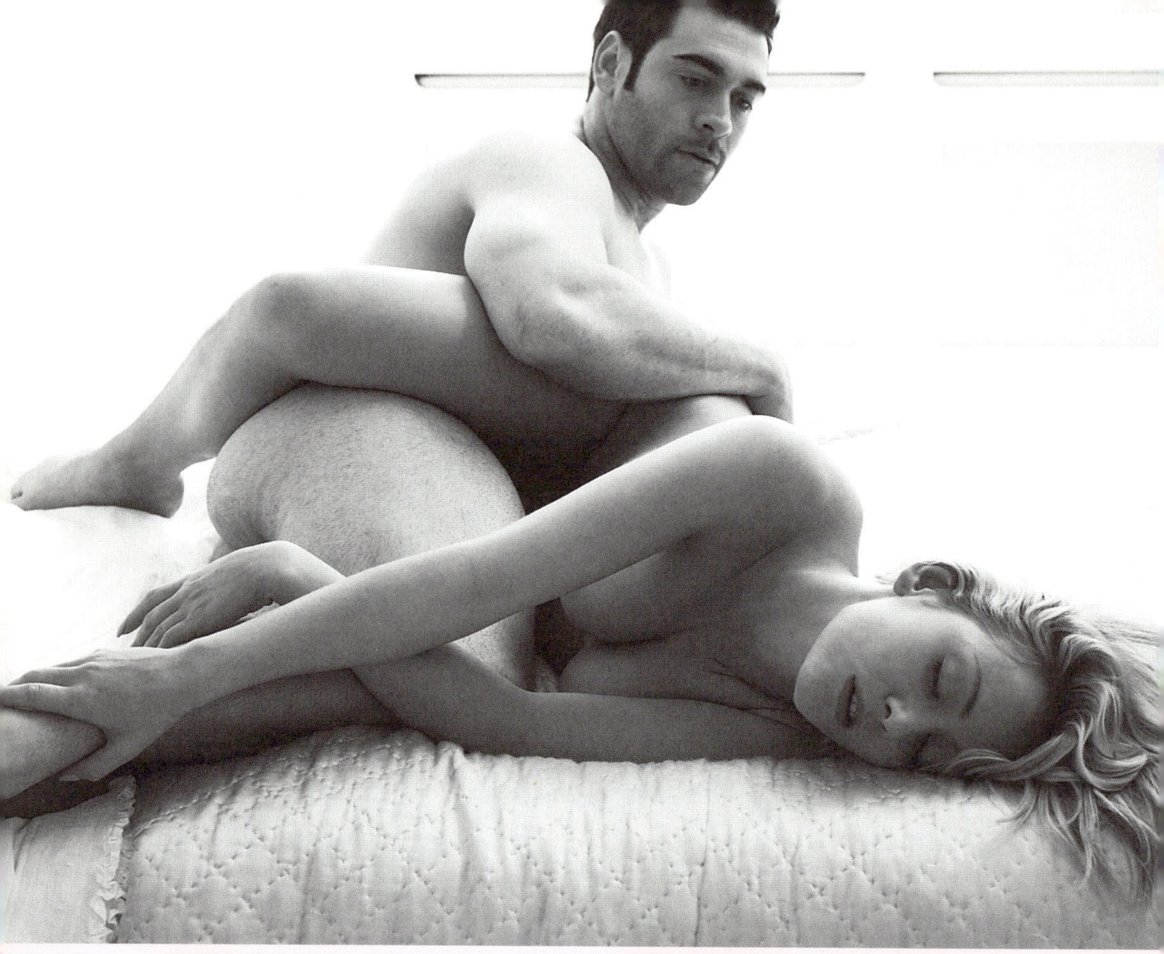

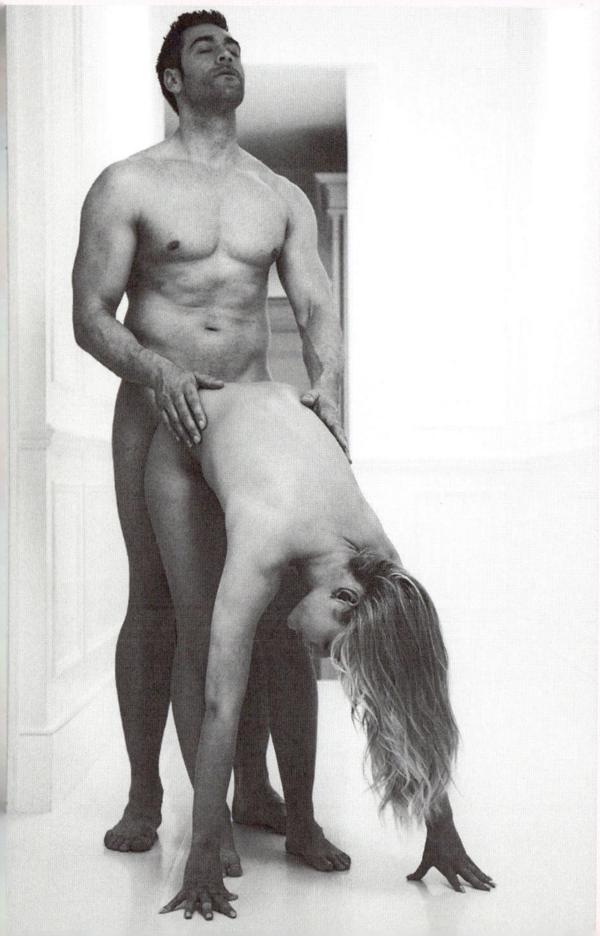

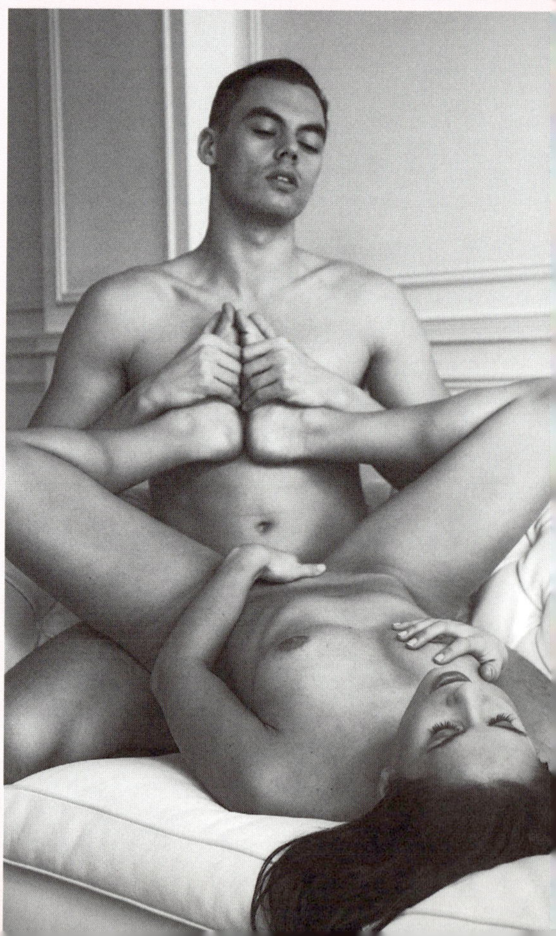

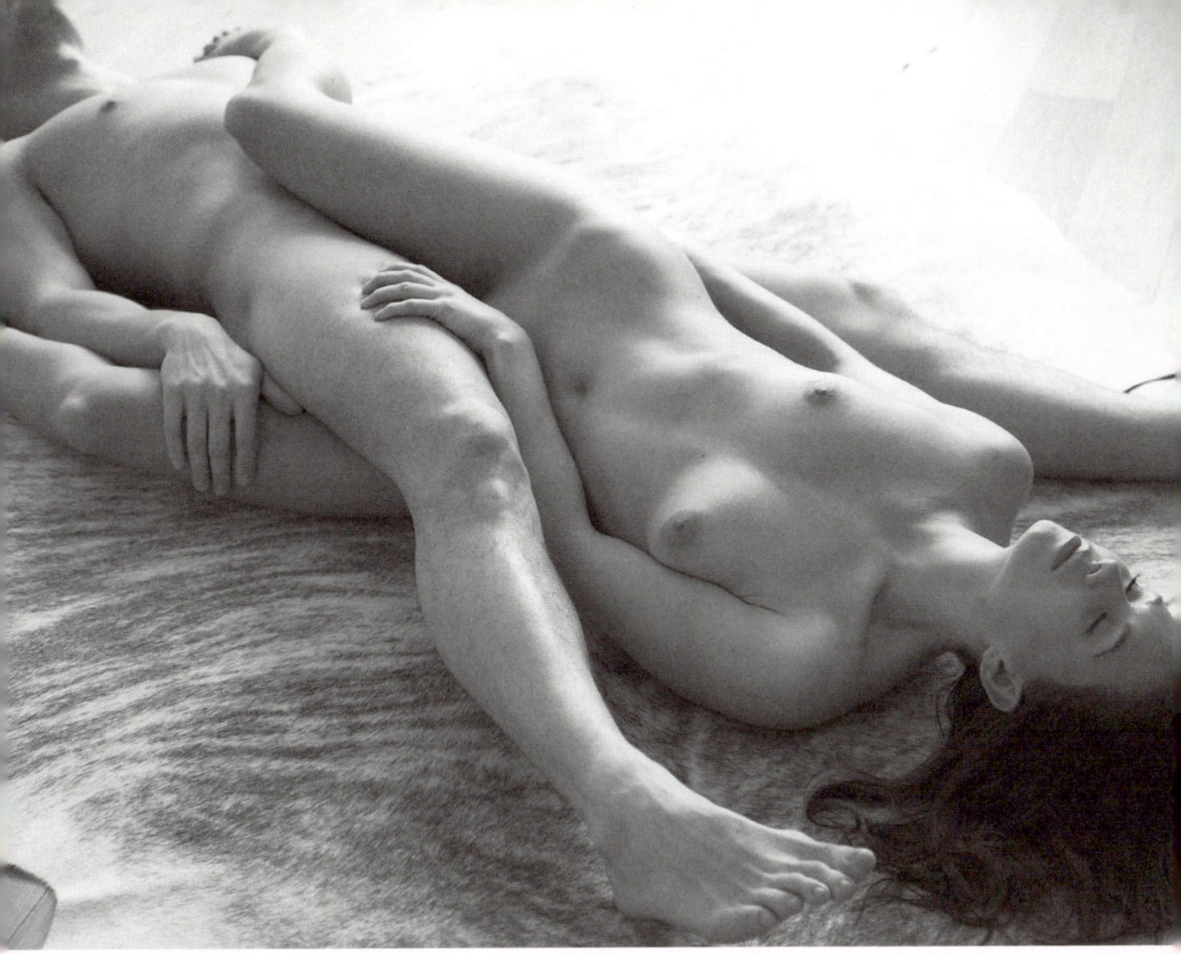

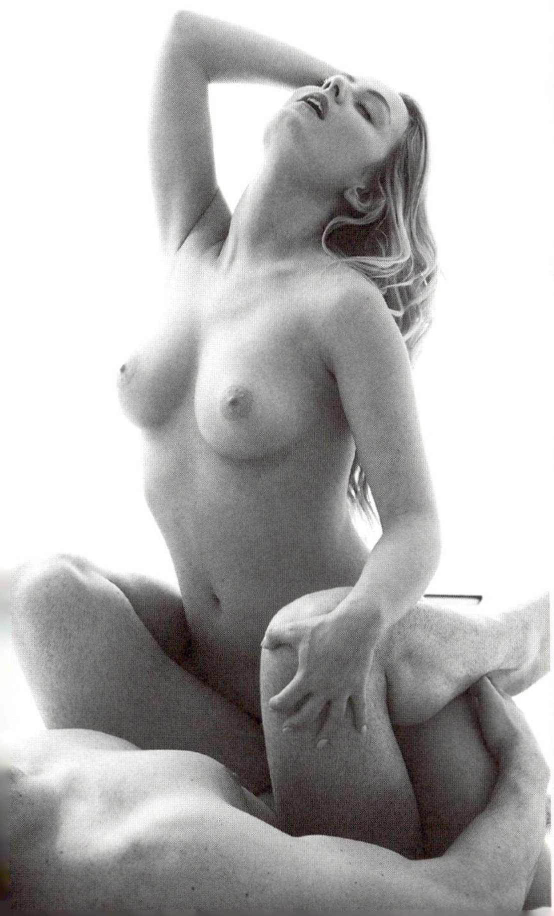

STELLUNGEN FÜR FORTGESCHRITTENE

WENN SIE LUST AUF DAS AUSSERGEWÖHNLICHE HABEN, sollten Sie einmal eine der hier abgebildeten Stellungen versuchen. Sie machen den Sex zu einem neuen Erlebnis, denn es besteht die Möglichkeit, dass Sie erogene Hotspots entdecken, von denen Sie bisher noch nichts wussten. Manche Stellungen sind körperlich anstrengend, verlangen gar eine gewisse Gelenkigkeit, doch es lohnt den Versuch. Besonders Männer genießen Stellungen, bei denen Sie freien Blick auf das Hinterteil oder die Brüste der Partnerin haben.

DER EROTISCHE TANZ

Früher dachte ich, auch der erotische Tanz sollte Professionellen vorbehalten bleiben. Zumindest war ich überzeugt, es an der vertikalen Stange nicht mit einer ausgebildeten Tänzerin aufnehmen zu können. Dann sah ich, dass auch für diese Form des Tanzes Kurse angeboten werden. Also schrieb ich mich mit einer Freundin ein. Das war nicht nur besser als Gymnastik, auch mein Liebster sah meine Fortschritte mit Vergnügen.

Für den Partner zu tanzen ist eine aufregende Erfahrung: Nicht nur ist es erregend für ihn, auch Sie selbst laden sich erotisch auf. Sie müssen keine große Tänzerin sein, Sie müssen nur die Diva in sich entdecken und sie mit offenen Armen begrüßen.

IN STIMMUNG KOMMEN

Schlüpfen Sie in ein erotisches Kostüm. Zum Beispiel:

- Burlesk: Korsett mit Kürasstaille, Netzstrümpfe, lange Perlenkette, Federboa, ellenbogenlange Handschuhe, Hut mit Schleier.
- Fetisch: Schiebermütze aus schwarzem Lack, extrem hohe Hacken oder enge Stiefel mit über die Knie reichendem Schaft.
- Glamourös: Dessous mit Goldspitze, BH mit goldenen Quasten in Nippelhöhe, knappe Höschen mit Schleifen.
- Fantastisch: Kostüm passend zu Ihrer oder seiner Lieblingsfantasie als Krankenschwester, Zimmermädchen, Playboy-Häschen, Politesse ...
- Beinahe nichts: Nach der Devise »Weniger-ist-mehr« tragen Sie nur einen Tanga und Brustwarzensticker, halterlose Strümpfe und eine Fliege.

GEHEIMTIPP: *Gerade wenn Sie schüchtern sind, sollten Sie ein verruchtes Alter Ego wählen. Tragen Sie eine Gesichtslarve.*

DIE BEWEGUNGEN

Als Requisit brauchen Sie einen leichten Stuhl ohne Armlehnen mit einer Rückenlehne, über die Sie das Bein schwingen können. Üben Sie vor einem Spiegel oder veranstalten Sie mit Ihren Freundinnen eine

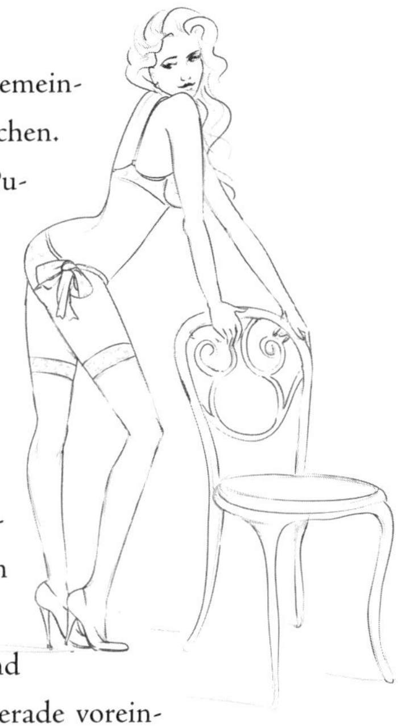

Party unter dem Thema »Erotischer Tanz«, bei der Sie gemeinsam üben. Sie bekommen Feedback und es gibt etwas zu lachen.

Zu Beginn steht der Stuhl so, dass die Sitzfläche zum Publikum/Partner weist. Sie stehen zwei, drei Schritte dahinter. Lauschen Sie mit geschlossenen Augen der Musik und nehmen Sie den Rhythmus auf ...

1 Stellen Sie sich mit leicht gespreizten Beinen hinter den Stuhl, die Hände auf der Rückenlehne. Beugen Sie sich vor, um Ihr Dekolleté zu zeigen. Lassen Sie die Hüften langsam in einem Achter kreisen und geben Sie dabei wechselweise ganz leicht in den Knien nach. Den Rücken gerade, den Kopf hoch halten.

2 Lassen Sie eine Hand auf der Rückenlehne liegen und schreiten Sie mit aufreizendem Hüftschwung und gerade voreinander gesetzten Füßen zur Sitzfläche des Stuhls. Setzen Sie sich langsam mit gespreizten Beinen, indem Sie den Rücken gerade halten und die Hüften schwingen, bis der Po den Sitz erreicht.

3 Schließen Sie die Beine. Schieben Sie die zusammengelegten Hände zwischen die Schenkel und lassen Sie sie lasziv an den Innenseiten entlanggleiten, während sie die Beine weit zur provozierenden V-Form öffnen. Nur die Zehenspitzen berühren den Boden.

4 Die Beine bleiben weit geöffnet, die Hände ruhen oben auf den Schenkeln. Machen Sie Kreisbewegungen mit den Hüften (als würden Sie im Sitzen einen Hula-Hoop-Reifen in Bewegung halten), die langsam den ganzen Oberkörper einbeziehen. Die Hände gleiten von den Schenkeln aufwärts über den Körper. Haben Sie lange Haare, heben Sie sie hoch und lassen Sie sie auf die Schultern zurückfallen.

5 Machen Sie eine Vierteldrehung auf der Sitzfläche, schließen Sie dabei die Beine. Fassen Sie mit den Händen die Stuhlkante hinter sich, drücken Sie den Rücken durch und schieben Sie die Brust vor

(der Po hebt sich von der Sitzfläche). Machen Sie eine vorwärts-rückwärts Schaukelbewegung, bei der Sie die Brüste möglichst weit vorstrecken. Schließen Sie dabei die Augen und nehmen Sie den Kopf leicht zur Seite.

6 Setzen Sie die Schaukelbewegung extrem langsam fort. Lehnen Sie sich bei einer Rückwärtsbewegung weit nach hinten und heben Sie ein Bein gestreckt verführerisch hoch an (wenn möglich sollten die Zehen zur Decke zeigen). Das Bein senken, dann das andere heben; mehrfach im Wechsel. Je flüssiger, unangestrengter und langsamer Sie das machen, desto größer der Effekt (also fleißig üben!). Falls Sie befürchten, zu schnell zu werden, zählen Sie langsam zwei ... drei ... vier ... im Kopf.

7 Schwingen Sie ein Bein über die Rückenlehne, so dass Sie mit dem Rücken zum Partner rittlings auf dem Stuhl sitzen. Fassen Sie die Rückenlehne und vollführen Sie den in Schritt 4 beschriebenen Hüftschwung, der langsam auch Brust und Schultern einbezieht. Wechseln Sie mehrfach die Richtung des Hüftschwungs.

8 Stehen Sie langsam auf, packen Sie die Rückenlehne des Stuhls oben in der Mitte fest mit den Händen, heben Sie den Stuhl zwischen Ihren gespreizten Beinen weg und drehen Sie ihn um. Auf die Rückenlehne gestützt treten Sie zurück, bis Rücken und Beine fast einen rechten Winkel bilden, dabei lassen Sie das hoch gereckte Hinterteil kreisen (wie bei Schritt 1 beschrieben).

9 Richten Sie sich langsam auf, drehen Sie sich um, blicken Sie den Partner an. Schreiten Sie zu ihm, setzen Sie sich rittlings auf seinen Schoß, so dass er Ihre Brüste genau vor sich hat. Ob Sie sich nun der Lust ergeben oder sich zurückziehen und Ihren Tanz fortsetzen, ist Ihre Entscheidung – Sie haben die Kontrolle.

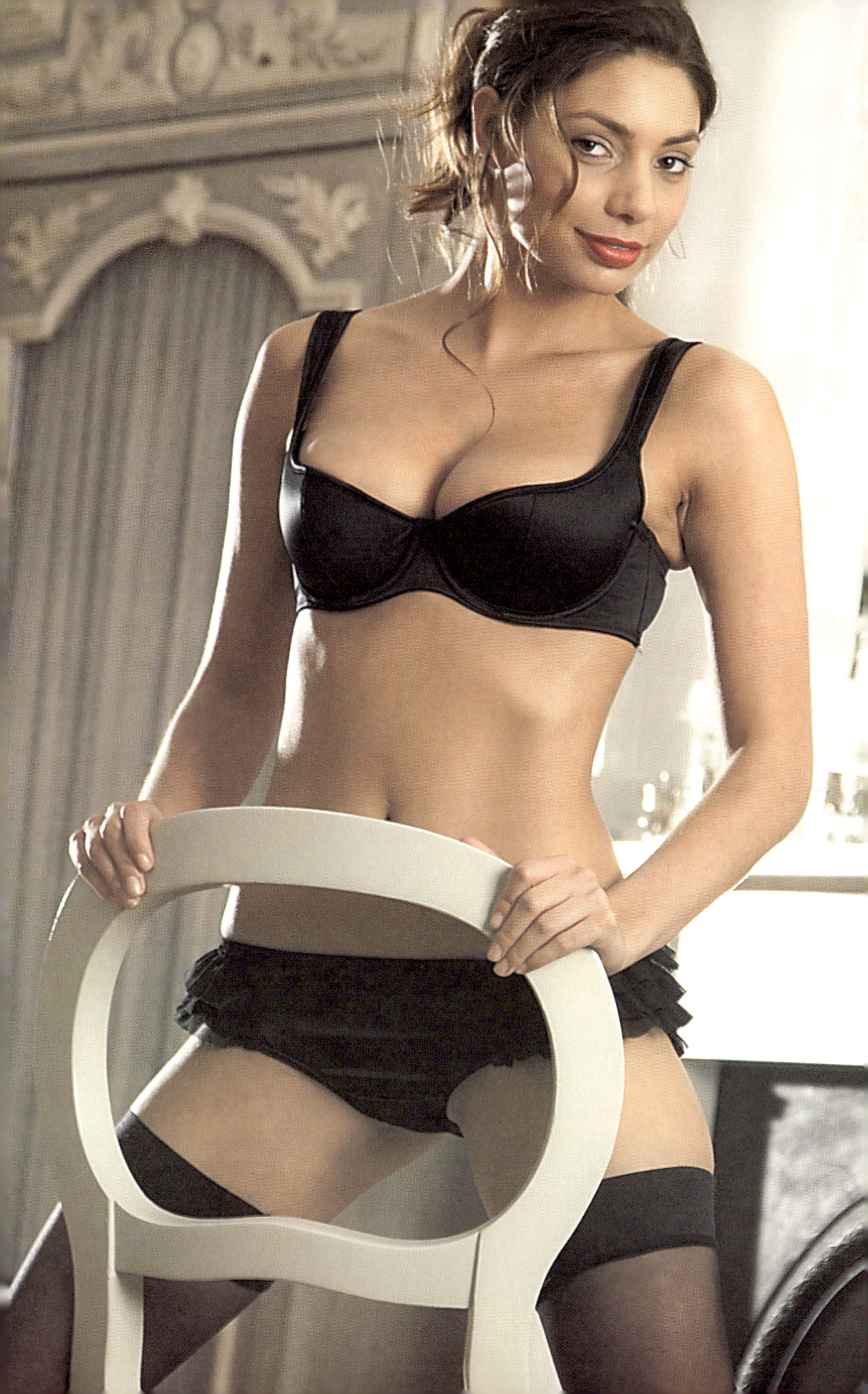

BONDAGE-TECHNIKEN

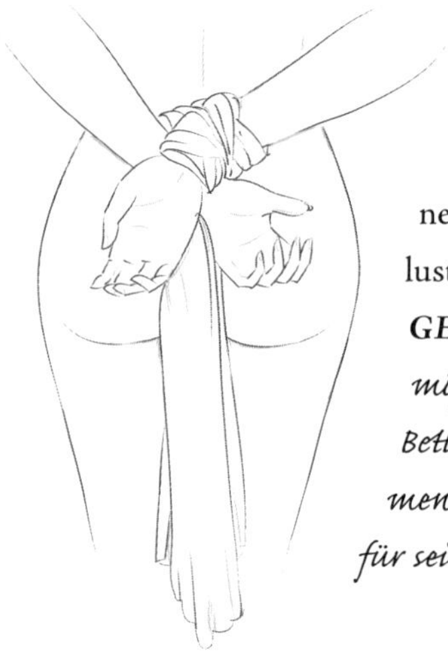

Wer den Partner fesselt, hat die Kontrolle über ihn. Deshalb mögen viele Frauen Fesselspiele. Kann sich der Partner nicht bewegen, muss er »gehorchen«, Sie können sexuelle »Dienste« verlangen oder ihn nach Herzenslust necken.

GEHEIMTIPP: *Männer geben nicht gern zu, dass sie es mögen, gefesselt zu werden. Sind sie aber erst einmal ans Bett gefesselt, finden sie es unglaublich erotisch. Übernehmen Sie die Führung; sagen Sie ihm, dass Sie es für Ihr, nicht für sein Vergnügen tun.*

DIE RICHTIGEN REQUISITEN

Viele Menschen denken beim Stichwort Bondage an Handschellen, Ketten oder Seile. Doch das ist was für Hardcore-Fans. Es gibt sehr viel weichere Möglichkeiten, den Partner zum Gefangenen zu machen.

- Seidenschals – Sie sind ideal, denn sie können zwei Zwecken dienen. Zunächst können Sie Penis, Hoden und Bauch des Partners zart damit streicheln, dann können Sie seine Hände und Füße fesseln oder an die Bettpfosten binden. Seidentücher niemals zu eng schnüren, immer eine Schere griffbereit halten, falls sich die Knoten nicht mehr lösen lassen.
- Bondage-Tape – Das spezielle Fesselungsband aus dem Sexshop ist ein einfaches und sicheres und damit besonders für Anfänger geeignetes Mittel zur Fesselung. Im Grunde handelt es sich um breites Klebeband, es wird aber in aufregenden Farben angeboten. Es ist dehnbar und klebt nicht so stark (beim Entfernen kommt es also nicht zu unfreiwilliger Enthaarung).
- Handschellen mit Klettverschluss (Velcro cuffs) sind ungefährlich; man kann sie schnell schließen und ohne Schlüssel leicht mit einem Zug öffnen. Sie sind innen weich gefüttert und schnüren das Blut nicht ab. Man bekommt sie in Online-Sexshops.

- Spank ties sind ein Spielzeug aus biegsamen, mit weichem Schaumgummi gepolsterten Metallstreifen, mit denen man dem »ungezogenen« Partner erst einige Schläge aufs Hinterteil geben kann, ehe man sie zur Fesselung benutzt.

GEHEIMTIPP: *Machen Sie sich in Online-Sexshops kundig, was noch alles an Sexspielzeug und speziellen Artikeln für das sanfte Bondage angeboten wird.*

BONDAGE-STELLUNG

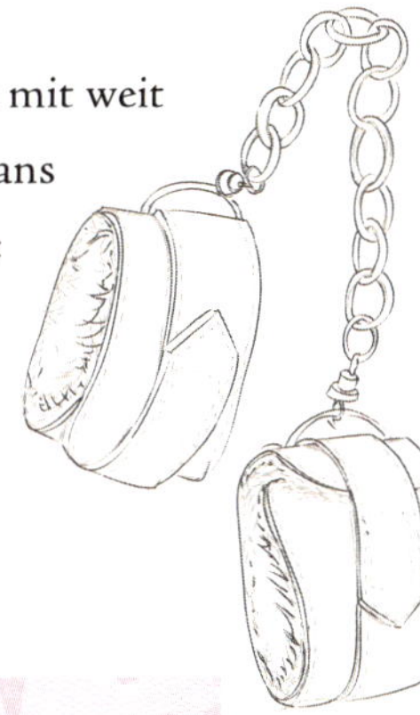

Die beliebteste Stellung für das Bondage ist die Rückenlage mit weit ausgestreckten Armen und Beinen, die dann jeweils einzeln ans Bett gefesselt werden. Diese Position hat einiges für sich: Der ganze Körper, vor allem die Genitalien, sind dem dominierenden Partner »ausgeliefert«, denn der Gefesselte hat keine Wahl, er muss sich gänzlich unterwerfen.

SICHERHEIT HAT VORRANG

Selbst wenn Sie die Fesselung noch so moderat betreiben, müssen Sie Sicherheitsvorkehrungen treffen:

- *Vereinbaren Sie ein knappes Codewort (etwa »Sitz!«), das den Partner verpflichtet, sofort aufzuhören und die Fesseln zu lösen.*
- *Den Gefesselten niemals allein sich selbst überlassen.*
- *Niemals den Hals in die Fesselung einbeziehen; niemals zu eng fesseln – es sollte immer ein Finger zwischen Fessel und Haut passen.*

Wird Ihnen die klassische Bondage-Stellung langweilig, versuchen Sie es mit folgenden Varianten:

- Lassen Sie sich von Ihrem Partner die Knie mit Bondage-Tape (nicht mit einem Seidenschal, er verrutscht zu leicht) zusammenbinden, dadurch werden Ihre Schenkel eng zusammengepresst, er kann dann zwischen Ihren Schenkeln koitieren (Koitus intrafemoral) oder er hilft Ihnen, sich hinzuknien, und dringt von hinten ein.
- Wickeln Sie den Körper Ihres Partners von der Brust bis zu den Knien (Arme frei lassen) eng in Klarsichtfolie. Necken Sie ihn mit leidenschaftlichen Zungenküssen und aufreizenden Berührungen der Genitalien. Seine unter der eng anliegenden Folie »gefangene« Erektion wird ihn mächtig antörnen – und Sie auch.
- Wollen Sie nur die Hände des Partners vor seinem Körper fesseln, bitten Sie ihn, die Handgelenke kreuzweise übereinander zu legen (statt Ihnen die zusammengelegten Handflächen hinzuhalten). Fesseln Sie ihn so mit Band oder Schal, kann er die Arme ungehindert über den Kopf heben. Er soll es mit Ihnen genauso machen.
- Probieren Sie einmal diese japanische Technik: Er legt die Arme angewinkelt so auf den Rücken, dass jeweils die eine Hand den Ellenbogen des anderen Arms fasst. Fesseln Sie seine Arme in dieser Stellung.
- Bitten Sie den Partner, sich entspannt hinzulegen, die Arme locker an den Seiten. Fesseln Sie nun rasch mit Bondage-Tape oder Spank ties seine Handgelenke an seine Oberschenkel – jetzt ist er Ihnen hilflos ausgeliefert.
- Bitten Sie ihn, Sie rundum von der Brust bis zu den Schenkeln in Bondage-Tape zu wickeln (wie es das nebenstehende Bild zeigt). Er soll dabei Lücken lassen, damit seine Zunge noch Zugang zu Ihren Brustwarzen und der Klitoris hat.

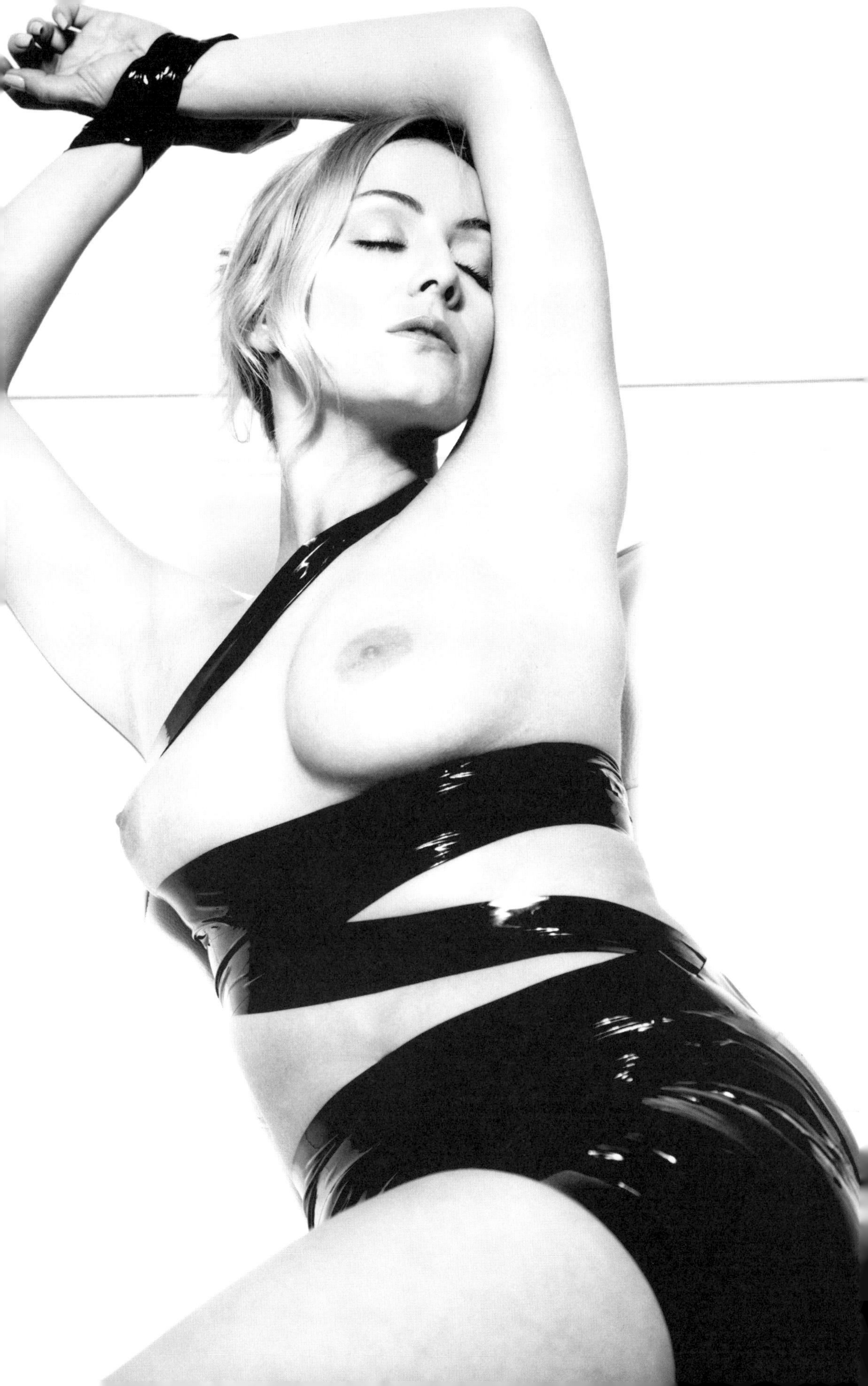

EROTISCHE SCHNAPPSCHÜSSE

Einen »heißen« Film zu drehen macht ebenso viel Spaß, wie ihn anzuschauen. Solche »Home Videos« sind unser Favorit, wenn mein Liebster und ich uns in Stimmung bringen wollen. Mich selbst als Sex-Star zu sehen, stärkt meine sexuelle Selbstsicherheit.

Ehe Sie loslegen, sollten Sie sich gegenseitig versichern, dass niemand außer Ihnen die Filme zu Gesicht bekommt. Oder, falls Ihnen das zu unsicher scheint, löschen Sie die Aufnahme, nachdem Sie sie einmal angeschaut haben. Männer lieben nicht jugendfreie Überraschungen. Ich habe mich einmal selbst gefilmt, während ich unartige Dinge unter der Dusche machte und versteckte die Aufnahme im Gepäck meines Liebsten, der auf Dienstreise gehen musste.

Schon die Vorbereitungen sollten ein Teil des Vergnügens sein. Duschen Sie zusammen, schlüpfen Sie dann in besonders sexy aussehende Unterwäsche. Auch das Schlafzimmer sollte zum Liebesnest (siehe Seite 62) hergerichtet sein. Lediglich die Kerzen sollten durch helleres Licht ersetzt werden. Flirten Sie, berühren Sie sich, massieren Sie sich gegenseitig mit viel Öl, das schmeichelt dem Kameraauge.

GEHEIMTIPP: *Scheuen Sie sich vor keiner Intimität; überlegen Sie, ob Sie Ihre Schamhaare stylen oder rasieren wollen für Ihre Rolle in Ihrem persönlichen „Home Video".*

ERÖFFNUNGSSEQUENZEN

Nachdem Sie selbst und das Zimmer hergerichtet sind, müssen Sie entscheiden, wie die erste Szene aussehen soll. Jetzt können Sie Ihrem Exhibitionismus freien Lauf lassen. Bitten Sie Ihren Liebsten, die Kamera zu übernehmen, winken Sie ihn nah heran, wenn sie eine Nahaufnahme wünschen. Hier einige Vorschläge für die Eröffnung:

- Sie entkleiden sich extrem verführerisch und blicken dabei immer in die Kamera.
- Kamerafahrt über Ihren Körper (Ihr Partner liefert den sexy Kommentar und gibt Ihnen Anweisung, wie Sie stehen, sitzen, liegen sol-

len). Flirten Sie mit Ihrem Liebsten oder spielen Sie die Verschämte, indem Sie Ihre Brüste/Scham mit den Händen bedecken.

- Sie liegen auf dem Bett und streicheln sich, während Ihr Partner Sie »interviewt«. (Nehmen Sie den Film »Sex, Lügen und Video« als erotische Inspiration.)
- Sie massieren sich mit Körperöl und werden dabei heiß und heißer.
- Sie und Ihr Liebster besprechen vor einem großen Standspiegel, was Sie tun wollen. Wenn Sie angetörnt sind, filmen Sie sich gegenseitig, während Sie sich oral verwöhnen.

Diese »Dreharbeiten« sind zugleich ein hervorragendes Vorspiel. Können Sie es beide nicht mehr aushalten, befestigen Sie die Kamera auf dem Stativ oder stellen Sie auf einen Tisch/in ein Regal, sodass Sie beide voll im Bild sind, wenn Sie sich jetzt beim Liebemachen filmen.

GROSSE NAHAUFNAHME

Wenn Sie ein Erotikvideo der Sonderklasse aufnehmen wollen, halten Sie die Kamera abwechselnd in der Hand, während Sie sich beim Liebemachen filmen. Sie können dann besonders intime Momente – etwa, wenn er in Sie eindringt, oder das Gesicht des Partners im Moment des Höhepunkts – in gezielter Nahaufnahme filmen. Natürlich kann es geschehen, dass Sie im Eifer des Gefechts die Kamera verreißen und nur die Wand filmen.

... UND ACTION!

Sie haben nun eine gute Eingangsszene im Kasten und sind bereit, Ihr leidenschaftliches Liebesspiel im Bild festzuhalten. Dabei gilt es, auch wenn es heiß hergeht, ein paar Ratschläge zu beachten:

- Machen Sie von allem ein bisschen: Cunnilingus, Fellatio, mehrfach wechselnde Stellungen und unterbrechen Sie für eigene oder gegenseitige Masturbation.
- Bringen Sie Sexspielzeuge ins Spiel und Bild.
- Versuchen Sie beide zum Höhepunkt zu kommen, das macht das spätere Anschauen besonders erregend.
- Bewegen Sie sich dramatischer, wilder, als es Ihre Lust erfordert. Zaghafte Bewegungen machen in der Filmaufnahme nicht viel her.
- Schauen Sie nicht immer zur Kamera, um zu prüfen, ob sie läuft und aufnimmt – verlieren Sie sich ganz in der Action.
- Doch verlieren Sie sich auch nicht so sehr, dass Sie aus dem Aufnahmewinkel der Kamera geraten.
- Verbinden Sie die Kamera mit dem Bildschirm des Fernsehers oder Laptops. Dann können Sie leichter verfolgen, ob Sie im Bild sind. Und es regt Ihre Fantasie weiter an.

ZUKÜNFTIGE FILME

Macht es Ihnen Spaß, sich selbst zu filmen, können Sie einen Schritt weitergehen und sich beim Rollenspiel (siehe Seite 130–133) aufnehmen oder einen richtigen Film mit kleiner Handlung entwerfen.

Schreiben Sie ein Drehbuch mit Dialogen, kostümieren Sie sich, üben Sie Ihre Rollen. Es macht nichts, wenn der Plot eher dürftig ausfällt, Sie wollen ja keine Karriere als Filmemacher starten und einen Oscar gewinnen, sondern nur für Ihr ganz privates Vergnügen sorgen.

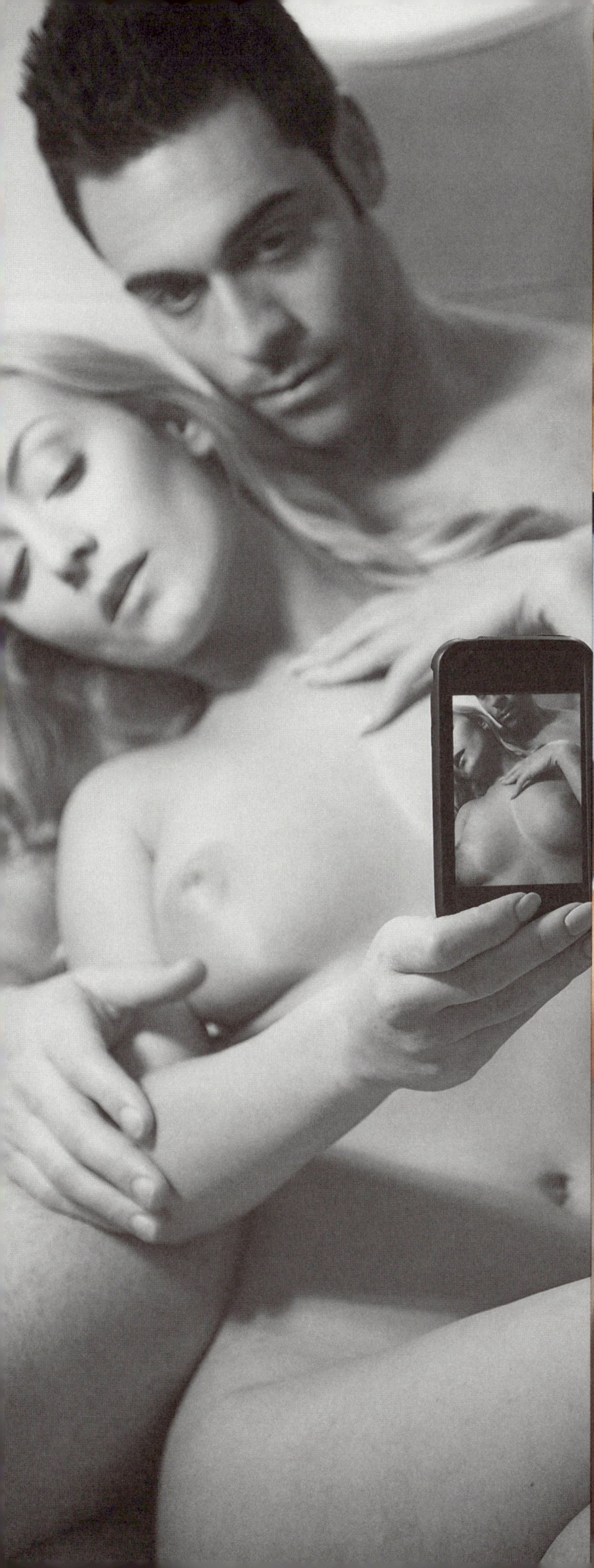
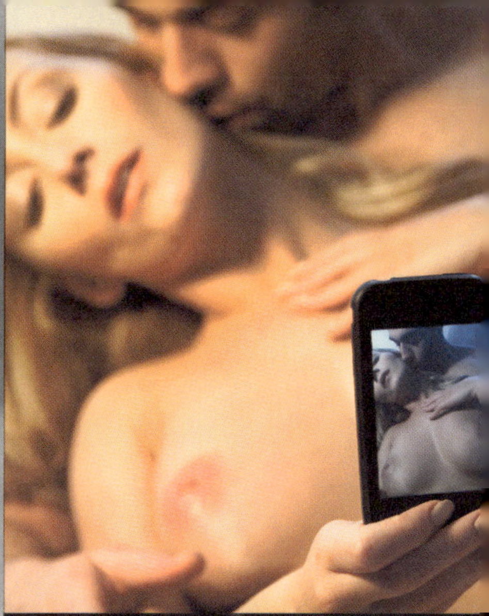
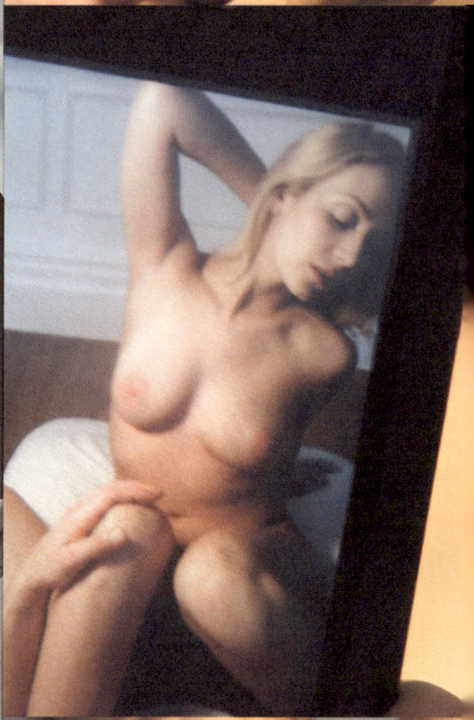
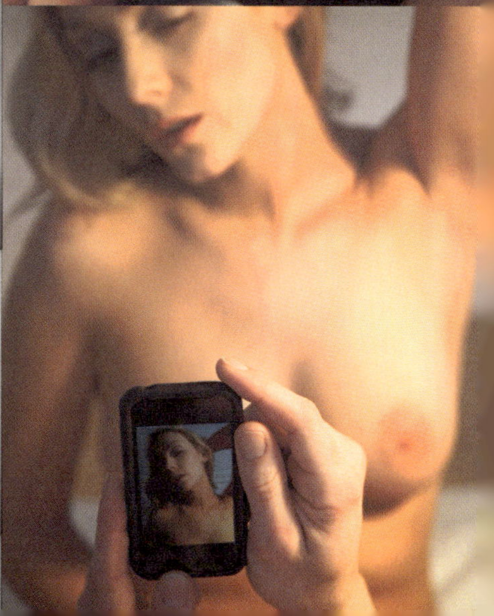

GEHEIME BEKENNTNISSE

Der erotische Klaps

Neulich machten mein Liebster und ich eine neue, aufregende Entdeckung: Ich hatte ihm den Rücken massiert und gab ihm zum Abschluss einen leichten Klaps mit der flachen Hand auf den Po, worauf er mit einem Laut des Wohlbehagens reagierte. Ich schlug etwas fester zu, sein Wohllaut wurde lauter. Ich gab ihm mehr Klapse und er genoss es sichtlich. Ich bat ihn, auch mir ein paar Klapse zu verabreichen, und fand es nicht nur erotisch, es war überraschend sinnlich. Und nicht nur wir empfanden das so, meine Freundinnen berichten mir Ähnliches:

»Mein Partner gibt mir beim Sex Klapse auf den Po. Es jagt mir Schauer des Vergnügens durch den Körper und ich muss nach Luft schnappen. Das Tolle: Ich weiß nie, wann es geschehen wird.«

»Wir entdeckten den erotischen Klaps, als wir uns spielerisch herumbalgten. Ich tat so, als wäre ich ärgerlich, zog ihm die Hosen herunter und gab ihm eins aufs Hinterteil – und es törnte ihn an.«

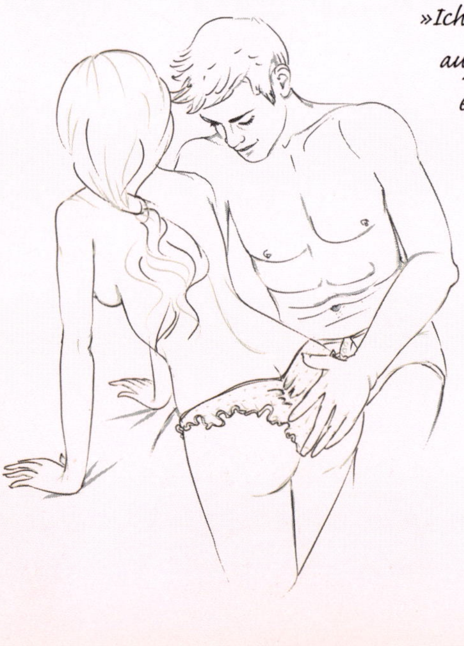

»Ich liebe das brennende Gefühl, wenn er mir auf die Hinterbacken schlägt. Es tut nicht weh, es ist ein heißes Prickeln, besonders, wenn er mir danach zärtlich den Po massiert.«

»Ich bin altmodisch. Ich liebe es, wenn ich mich weit vorbeugen muss und er mir wie ein Lehrer der alten Schule mit der Hand den Hintern versohlt.«

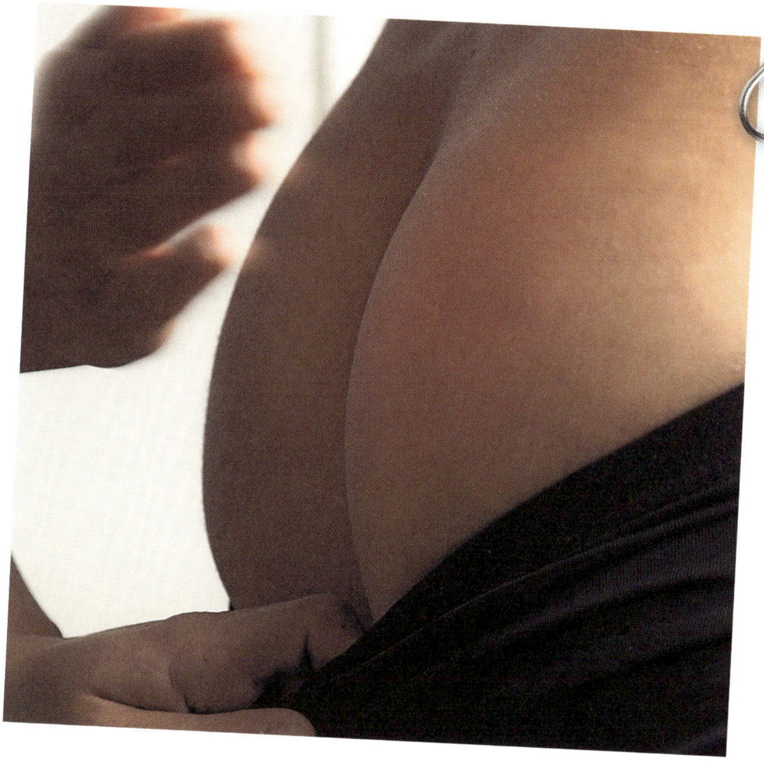

… So unartig

EROTISCHES WOCHENENDE

Wenn wir länger keine rechte Zeit füreinander hatten, gönnen sich mein Partner und ich ein erotisches Wochenende. Wir fahren weg, verbringen zwei Tage in einer fremden Umgebung in einem Hotelbett und lassen uns vom Zimmerservice eisgekühlten Wein und feine Leckerbissen bringen.

Solche Wochenenden befeuern unser Sexleben – das erotische Nachglühen hält Tage an und schafft eine enge intime Verbindung zwischen uns beiden. Das Beste daran ist, dass wir den Alltag vergessen. Unsere Hemmungen bleiben zu Hause, wir leben aus, was die Fantasie uns eingibt.

VORBEREITUNGEN

Schlagen auch Sie Ihrem Liebsten – am besten bei einem romantischen Abendessen – ein erotisches Wochenende vor. Versprechen Sie ihm zwei Tage – und Nächte – purer Lust, in denen es nur um Ihr gegenseitiges Vergnügen geht.

Ich reise mit leichtem Gepäck und packe nur sinnliche Sachen ein, darunter Lederriemen, halterlose Strümpfe, Augenbinden, Massageöl, Federn, Boa, Kondome, einen seidenen Morgenmantel, ein Korsett oder Kostüm, erotische Literatur, Parfüm, Kerzen, iPod mit romantischer Musik.

GEHEIMTIPP: *Männer lieben Überraschungen, die mit Sex zu tun haben. Ist Fellatio sein Ding, wird er es toll finden, wenn Sie ein essbares Gleitmittel in Ihrem Gepäck haben.*

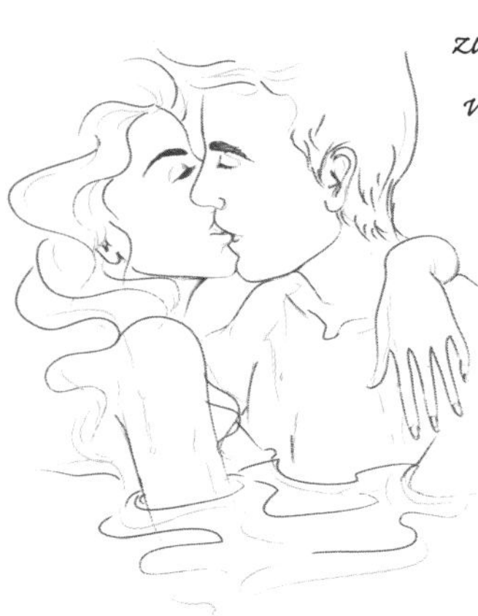

ERSTER TAG

Sind Sie am Ziel angekommen, ergeben Sie sich sofort dem, wofür Sie gekommen sind: Gehen Sie ins Bett – und besprechen Sie das erotische Potenzial des Zimmers und der Umgebung: Wo und wie könnte man hier Sex haben: unter der Dusche, in der Wanne, auf der Bettkante, gegen die Kofferablage gestützt, vor dem Spiegel, auf dem Balkon, im Pool. Vielleicht gibt es einen Dachgarten mit einer verschwiegenen Ecke …?

Nehmen Sie alles, was von jetzt an geschieht, als Vorspiel – wenn Sie duschen, tun Sie es langsam, ausführlich, sinnlich – zu zweit oder bitten Sie Ihren Liebsten, Sie abzutrocknen, wenn Sie aus der Dusche kommen.

Erforschen Sie gegenseitig Ihre nackten Körper auf oder unter der Bettdecke, als wären sie Neuland. Massieren Sie sich gegenseitig, schenken Sie sich lange Küsse. Genießen Sie die Lust, die sich in Ihnen aufbaut, doch geben Sie ihr – noch – nicht nach.

Beschreiben Sie ihm mit lasziven Worten und Gesten bis ins Detail, was Sie später von ihm erwarten. Wenn Sie Oralsex wollen, beschreiben Sie ihm wo (»Ich präsentiere mich dir dort drüben auf dem Sesselchen vor dem Schreibtisch«) und wie Sie es wünschen (»Du wirst mir mit langsamem Züngeln die Klitoris lecken«) und was dann geschehen soll (»Dann trägst du mich zum Bett«).

Dann ist er an der Reihe, Ihnen zu beschreiben, was er sich wann, wo, wie von Ihnen erhofft. Führen Sie es aus und enden Sie spät in der Nacht mit explosivem Sex, bis Sie einander völlig erschöpft in den Armen liegen.

GEHEIMTIPP: *Nutzen Sie die Gunst des erotischen Wochenendes, um ihm ein neues Sexspielzeug zu präsentieren.*

ZWEITER TAG

Wagen Sie Dinge, die Sie noch nie gemacht haben, und schaffen Sie sich so heiße Erinnerungen. Hier ein paar Vorschläge:

- Machen Sie ihn komplett hilflos (Augenbinde, Hände und Füße ans Bett gefesselt, Musik über Ohrstöpsel) und »quälen« Sie ihn mit sexuellen Leckerbissen.
- Probieren Sie diese Sexspiele japanischen Stils (die aber der Vorbereitung bedürfen): Dekorieren Sie seinen Penis mit Origami (suchen Sie

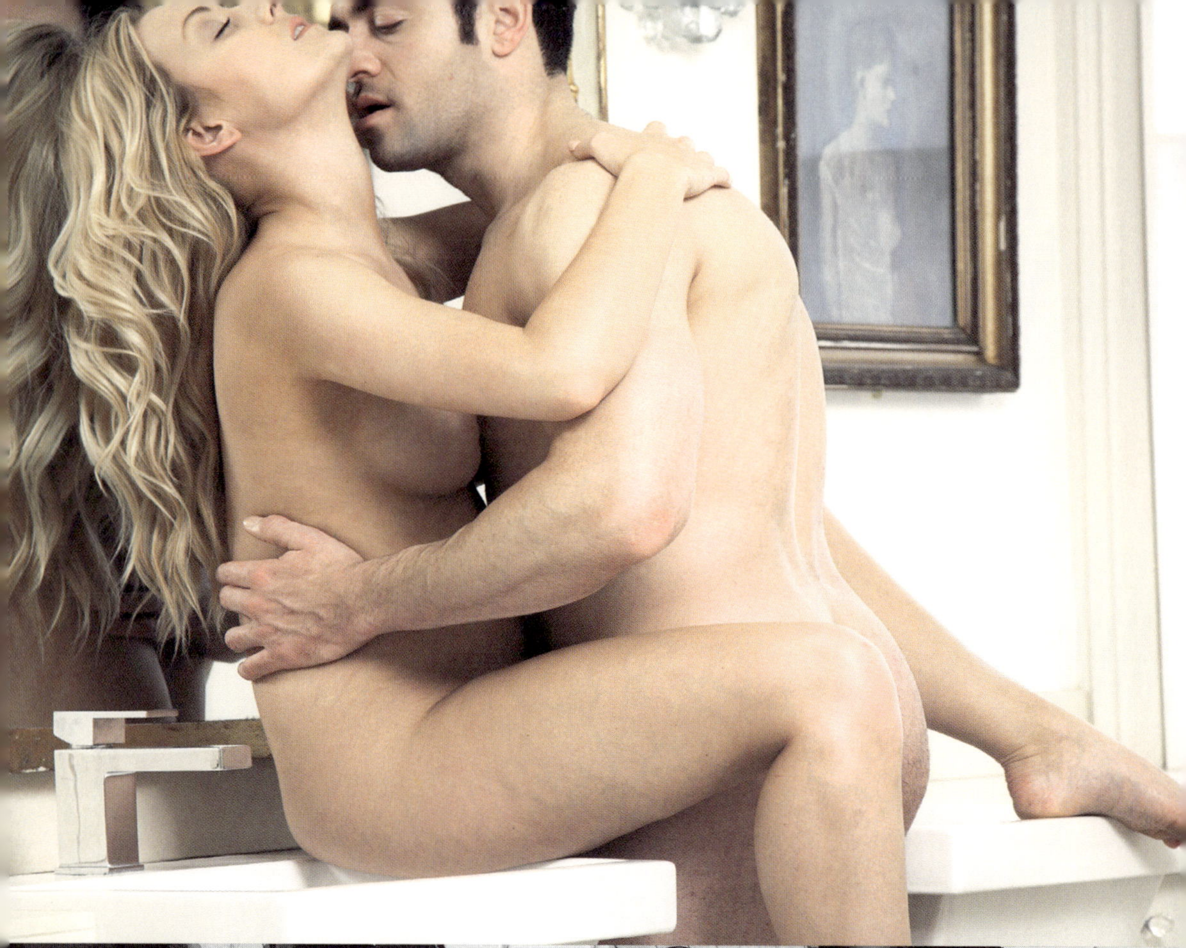

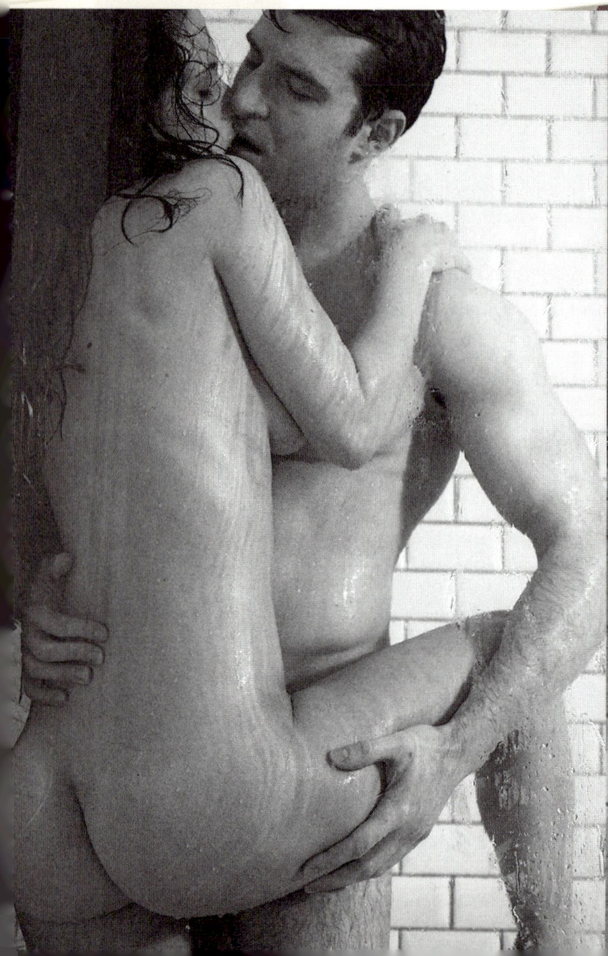

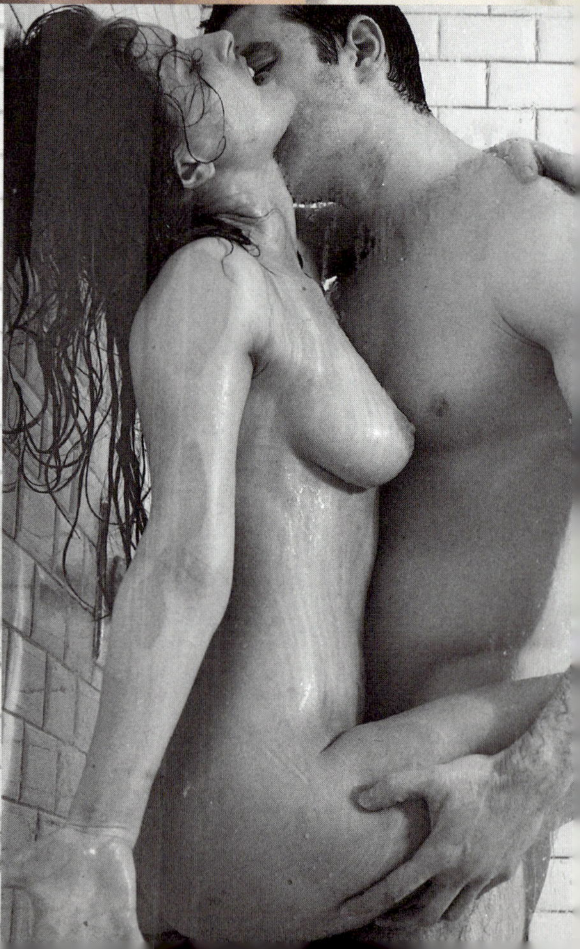

kokigami im Internet) oder bitten Sie ihn, Sushi auf Ihrem Körper anzurichten (suchen Sie nyotaimori im Internet). Oder trennen Sie zwei rohe Eier, schlürfen Sie jeweils das rohe Eigelb (aus der Schale oder dem Mund des Partners). Das Eiweiß soll er dann auf der Innenseite Ihrer Schenkel und Ihren Genitalien verreiben. (Dies ist ein altes japanisches Ritual, mit dem der Ehemann eine Jungfrau auf den ersten Sex vorbereitete, indem er den mit dem Eiweiß gleitfähig gemachten Finger jede Nacht etwas tiefer in ihre Vagina steckte).

- Erforschen Sie die Welt des WAM (wet and messy): Bedecken Sie den Boden mit Plastikfolie oder Handtüchern und Ihre Körper mit einer schlüpfrigen, klebrigen, flüssigen Substanz wie Öl, Schlagsahne, Body Lotion oder Honig. Wälzen und schlängeln sie sich eng aneinandergeschmiegt in der »nassen Sauerei«.
- Machen Sie Body Painting. Wenn Sie den Körper des Partners von oben bis unten bemalen (oder mit den Händen mit Farbe bestreichen), erforschen Sie diesen Körper zugleich bis in den letzten Winkel. Nehmen Sie Lebensmittelfarbe, dann können Sie den Körper hinterher sauber lecken. Oder schreiben Sie Ihrem Liebsten mit Farbe Ihren Namen auf seinen Penis. Suchen Sie im Internet nach weiteren erotischen Anregungen für Body Painting.
- Nutzen Sie die Gelegenheit und präsentieren Sie sich Ihrem Liebsten beim erotischen Wochenende im Hotel als »Zimmermädchen« verkleidet, das brav all seine Anweisungen ausführt.
- Verabreichen Sie sich gegenseitig eine mindesten 20-minütige Genitalmassage, die aber möglichst nicht zum Orgasmus führt.
- Verlassen Sie heimlich das Zimmer. Rufen Sie ihn dann per Telefon in die Hotelbar und beginnen Sie ein Rollenspiel (etwa: »Fremde in der Nacht«).

SEX LERNT MAN IN DER PRAXIS ...

Lassen Sie sich von der hier empfohlenen Lektüre weiter inspirieren und verführen.

MASSAGE

Bailey, Nicole
Erotische Massage für sie und ihn
Südwest Verlag, 2008

Bailey, Nicole
Erotische Massagegeheimnisse
Südwest Verlag, 2008

Kalashatra Govinda
Tantra Massage. Die hohe Kunst der erotischen Berührung
Südwest Verlag, 2006

Stanway, Dr. Andrew
Erotische Massage-Geheimnisse. Leidenschaftliche Stunden durch sinnliche Berührung
Südwest Verlag, 2006

ORGASMUS

Steve & Vera Bodansky
Orgasmus XXL. Lustvoll lange Höhepunkte
Mosaik bei Goldmann, 2007
Obgleich der Titel eher abschreckend wirkt, ist das Buch sehr praktisch und sympathisch geschrieben und viel entspannter, als der Titel vermuten lässt.

Mantak Chia
Pure Lust und Leidenschaft. Multiple Orgasmen für jede Frau
Goldmann, 2006

Nicci Talbot
Orgasmus total
Südwest Verlag 2008
Dieses Buch redet Klartext über den Orgasmus vor allem der Frau. Informativ, praktisch und anschaulich.

SEXUALITÄT DER FRAU

Doris Christinger
Auf den Schwingen weiblicher Sexualität. Eine Liebesschule für Frauen
Pendo Verlag, 8. Aufl. 2004
Stark an Tantra und einem energetischen Ansatz orientiert, esoterisch angehaucht, aber unideologisch. Guter körperorientierter Ansatz.

Nancy Friday
Befreiung zur Lust. Frauen und ihre sexuellen Phantasien
Goldmann Verlag, 1994
Berichte von Frauen, die genau wissen, was sie wollen – auch wenn es um ihre Sexualität geht.

Beatrix Gromus
Was jede Frau über weibliche Sexualität wissen will. Ein Ratgeber zu sexuellen Problemen für Frauen und ihre Partner
Hogrefe-Verlag, 2005
Ein sachliches, gutes Aufklärungsbuch ohne großartiges Pathos.

Hooper, Anne
Was Männer wirklich wollen. So werden Sie zur Sexgöttin.
Dorling Kindersley, 2006
Anregende, leicht verständliche Aufklärung, was Männern so richtig Lust bereitet. Tipps und Tricks für Frauen über erogene Zonen, aufreizende Stellungen, erotische Spiele und Massagen.

Paget, Lou
Die perfekte Liebhaberin – Sextechniken, die ihn verrückt machen
Goldmann, München 2000
Anregend bringt Lou Paget ihren Leserinnen Dinge bei, die ihr mehr Selbstbewusstsein in Sachen Sex geben – und von denen er garantiert nie genug bekommt.

SEXUALITÄT DES MANNES

Shere Hite
Das sexuelle Erleben des Mannes
Bertelsmann Verlag, 1989

Ian Kerner
She comes first. Der Sex-Guide nur für echte Männer
Mosaik bei Goldmann, 2006
Mit erotischen Details über die weibliche Anatomie, den besten Positionen und wirkungsvollen Verführungstipps lehrt der Sexologe seine Leser die Sprache der Lust.

Paget, Lou
Der perfekte Liebhaber. Sextechniken, die sie verrückt machen
Mosaik bei Goldmann, 2001
Lou Paget zeigt den Männern, wie sie ihren Partnerinnen – und damit auch sich selbst – grenzenlose Lust bereiten können.

ÜBUNGEN UND TESTS

Sarah Litvinoff
Happy End – und was kommt dann?
MVG, 2005
Praktischer Leitfaden für bessere und befriedigende Beziehungen.

Esther Perel
Wild Life. Die Rückkehr der Erotik in die Liebe
Pendo Verlag, 2006
Ein Buch über das Dilemma von Vertrautheit und Erregung. Viele Fallbeispiele.

SEXUALTHERAPIE

David Schnarch
Die Psychologie sexueller Leidenschaft
Klett Cotta, 2006
Eines der profundesten und besten Bücher zur Sexualtherapie überhaupt. Theoretisch brillant, gute Fallbeispiele.

REGISTER

DANK DER AUTORIN
Mein Dank gilt Grace Cheetham und Manisha Patel von Duncan Baird Publishers, sowie Dawn Bates, Emma Forge und Tom Forge.

DER VERLAG BEDANKT SICH BEI:
Fotograf: John Davies; außer dem Spitzenmotiv: Deborah Wolfe/iStockphoto
Fotoassistent: Dave Foster
Illustrationen: Susie Hogarth
Make-up: Alli Williams
Models: bereitgestellt von International Models Management (IMM), Needhams Models und Target Models.